Purpose for Staff Development

This book is the outcome of the author's decision to share his expertise with others, particularly those about to embark upon a career in recreational activities involving children. This manual is a practical handbook of proper medical care.

In 35 years in Education and Community organizations, the author has observed most staff have stress and anxiety with student injuries and providing proper First Aid. It is an area most of the staff is very uncomfortable with and have had little or NO training or information provided. His goal is to provide a practical handbook that could be added to Staff Handbooks for ALL organizations involving activities and programs for individuals of all ages.

Proposito Para Del Desarrollo Personal

Este libro es el resultado de la decisión del autor para compartir su experiencia con otros usuarios, especialmente aquellos a punto de embarcarse en una carrera en actividades recreativas que involucran a niños. Este manual es una guía práctica de la atención médica adecuada.

En 35 años en las organizaciones educativas e comunitarias, el autor ha observado que la mayoría del personal tienen estrés y la ansiedad con las lesiones de los estudiantes y la disponibilidad adecuada de primeros auxilios. Es un área en la cual la mayoría del personal es muy incómodo por haber tenido poca o ninguna formación suministrada. Su objetivo es proporcionar un manual práctico que podría añadirse a los manuales del personal en todas las organizaciones que implican actividades y programas para las personas de todas las edades.

BASIC FIRST AID PROCEDURES FOR STAFF OF:

Educational Organizations
Non Profit Organizations
Community Recreational Organizations
Religious Organizations
& Post-Secondary Institutions

FROM

Band-Aids

TO

Calling 911

A Practical Handbook of Proper Medical Care

By

Douglas Max Hall

PROCEDIMIENTOS DE PRIMEROS AUXILIOS
PARA EL PERSONAL DE:

Organizaciones Educativas

Organizaciones sin Fines de Lucro

Organizaciones Religiosas

Organizaciones de Recreación de la Comunidad
e

Instituciones Post-Secundarias

Empezando con

Curitas

Hasta

Llamar al 911

Un manual práctico de atención médica adecuada

Por

Douglas Max Hall

As school administrators, staff, and personnel we are blessed with the joy, humor, and spontaneity our students bring us each day. Unfortunately, life can throw curve balls- particularly when least expected.

This booklet provides information to help cope with and provide care for students when injury strikes. It's intended as a guide for minor injuries and for stabilizing emergency situations until proper medical care can be sought.

Keep a First Aid Kit, practice deep breathing, and know where to quickly find the contact numbers for your students and staff.

Como administradores, empleados y personal estamos bendecidos con la alegría, el humor y la espontaneidad que nuestros estudiantes nos traen cada día. Lamentablemente, la vida puede lanzar bolas curvas - particularmente cuando menos esperamos.

Este folleto proporciona información para ayudar a afrontar y atender a los estudiantes cuando ocurre un daño.

El intento es server como un guia para lesiones de menor importancia y para la establilización de situationes de emergencia hasta que se pueda buscar la atención médica adecuada.

Mantener un botiquín de primeros auxilios, practicar respiración profunda y saber dónde encontrar rápidamente los números de contacto para sus estudiantes y personal.

What Should I Do in Case of Emergency?

- **DO NOT Freak Out.** Take deep breaths. Stay Calm. Your demeanor will translate to your student you are trying to help.

- **Evaluate.** Is the emergency mild, moderate, or severe? Is it getting better, staying the same, or getting worse?

- Seek **HELP** if it is beyond your abilities. It never hurts to ask for help.

- **Know** your school medical procedures, protocols, and contact personnel phone numbers.

- **Know** your Poison Control number.

Qué debo hacer en caso of emergencia?

- **No Entre en Pánico.** Respire profundamente. Permanezca tranquilo. Su actitud se traducirá al estudiante que está intentando ayudar.

- **Evaluar.** ¿Es la emergencia leve, moderada o grave? ¿Está mejorando, igual o empeorando?

- Busque **ayuda** si está más allá de sus capacidades. Nunca es mala idea pedir ayuda.

- **Conozca** los procedimientos médicos escolares, protocolos y números de teléfono del personal de contacto.

- **Conozca** el número de control de envenenamientos.

Table of Contents

Tabla de Contenido

Section 1: Personal Safety

Personal Safety

You should take the following steps to ensure personal safety:

• Do not enter an environment which may be unsafe or has the potential to become unsafe.

• You should never take unreasonable chances and risk your own life to try and help someone else.

• If you become a victim as well, you will not be able to help anyone.

• Take a moment to think about the danger you may be exposing yourself to, and question whether or not it is safe to do without proper training.

• Think about how the patient might have been put in an unsafe position and what the result was - DO YOU WANT TO BE IN THE SAME SITUATION??

• BE AWARE OF YOUR SURROUNDINGS. Always be cognizant of potential hazards and situations where danger is likely.

• YOU **CANNOT HELP ANYONE IF YOU BECOME A VICTIM YOURSELF!**

Blood borne Pathogens

• Blood borne Pathogens are Viruses or Bacteria that may cause infection

• Proper precautions can lower risk to you.

• With proper protective equipment this risk is lower (almost non-existent).

• Always suspect the patient is infectious: It doesn't matter the patient's age!

Some of the most notable virus to be aware of include Hepatitis C, Hepatitis B, and (HIV) Human Immunodeficiency Virus. You may lower your risk of exposure by using good barrier protection practices

Safety of Others

• Remember: Your Safety Comes First!

• Look after others once your safety is insured.

• Never enter a scene that is unsafe unless you are properly trained.

• IT IS PERMISSIBLE TO LEAVE THE SCENE WHEN IT BECOMES TOO DANGEROUS OR UNSAFE TO YOU.

• YOU WILL NEVER BE FAULTED FOR PROTECTING YOURSELF IF YOU FEEL UNSAFE!!

Sección 1: Seguridad Personal
Seguridad personal
Usted debe tomar las siguientes medidas para garantizar la seguridad personal:

• No entre en un ambiente que puede ser inseguro o que tiene el potencial de convertirse en peligroso.

• Nunca debe correr riesgos irrazonables y arriesgar su propia vida para tratar de ayudar a alguien más.

• Si se convierte en víctima, no será capaz de ayudar a nadie.

• Tome un momento para pensar en el peligro al que puede exponerse y pregunte si es seguro hacerlo sin instrucción adecuada.

• Piense en cómo el paciente podría haber sido expuesto a una situación insegura y cuál fue el resultado. ¿Quisiera usted estar en la misma Situación??

• SEA CONSCIENTE DE SUS ALREDEDORES. Siempre este consciente de los peligros y situaciones donde hay probabilidad de peligro.

• **NO PUEDE USTED AYUDAR A NADIE SI SE CONVIERTE EN VÍCTIMA USTED MISMO!**

Patógenos de la sangre
• Patógenos de la sangre son virus o bacterias que pueden causar infección

• Las precauciones adecuadas pueden menorar el riesgo a usted.

• Con equipo de protección adecuado, este riesgo es menor (casi inexistente).

• Siempre sospeche que el paciente es contagioso: ¡no importa la edad del paciente!

Algunos de los virus más notables de tener en cuenta incluyen la Hepatitis C, Hepatitis B y (HIV) Virus de inmunodeficiencia humana. Puede disminuir el riesgo de exposición mediante el uso de practices de proteccción de barrera efectiva.

Seguridad de los demás
• Recuerde: Su seguridad es lo primero!

• Cuidar de otros una vez que su seguridad esté asegurada.

• Nunca entre en un escenario que no es seguro si no está correctamente entrenado.

• ESTÁ PERMITIDO DEJAR EL SITIO CUANDO SE CONVIERTE EN DEMASIADO PELIGRO O INSEGURIDAD PARA USTED.

• ¡USTED NUNCA SERA CULPADO POR PROTEGERSE SI SE SIENTE INSEGURO!!

Section 2: Good Samaritan Laws

Good Samaritan Laws - Overview

Many people are concerned that when they attempt to help others that might be in need of medical assistance, they might be sued for their actions. This is generally not the case. Good Samaritan Laws are designed to protect the person helping as well as the responder. These laws do, however, vary from state to state.

Abandonment

Abandonment is when you start to help a person and make a decision to stop providing care. The only exception to this rule is if you, as the rescuer are in danger or there is a potential for danger. Abandonment happens when someone starts care, discontinues care for a particular reason, and the halt in care causes direct harm to the person in need. This is very hard to prove, however, because the injury must be in direct relation to what was left undone. An example of abandonment would be taking a person out of a car after a wreck and leaving them in the middle of the road in danger of being run over. In order to avoid these situations, be sure to use common sense and be careful.

Sección 2: Leyes del buen samaritano

Leyes del buen samaritano - Resumen

Muchas personas están preocupadas de que cuando intentan ayudar a otros que necesitan asistencia médica, podrían ser demandados por sus acciones. Generalmente esto no es el caso. Las Leyes del buen samaritano están diseñadas para proteger a la persona que esta ayudando, asi como al respondedor de emergencia. Sin embargo, estas leyes varían de estado a estado.

Abandono

Abandono es cuando empieza a ayudar a una persona y toma la decisión de dejar de atenderla. La única excepción a esta regla es si usted, como el rescatador está en peligro o existe un potencial de peligro. Abandono sucede cuando alguien empieza el cuidado, suspende atención por un motivo concreto, y la suspensión de atención causa daños directos a la persona en crisis. Esto es muy difícil de probar, sin embargo, debido a que la lesión debe estar en relación directa con lo que quedó incompleto. Un ejemplo de abandono es tomar a una persona de un coche después de un accidente y dejarlo en medio del camino en peligro de ser atropellado. Para evitar estas situaciones, asegúrese de utilizar el sentido común y tenga cuidado.

Section 3: Overview of School Injuries

Most Common Injuries That Occur at School are:

Fractures- 36%

Contusions/Abrasions- 20%

Lacerations- 17%

Strains and Sprains- 12%

Internal/ Organs- 5%

Concussions- 2%

Other- 3%

Source: NEISS Database, May 2009

Sección 3: Resumen de las lesiones en la escuela

La Mayoría de las lesiones comunes que ocurren en la escuela son:

Fracturas - 36%

Contusiones/abrasiones - 20%

Laceraciones - 17%

Las cepas y esguinces - 12%

Órganos Internos - 5%

Las conmociones cerebrales - 2%

Otros - 3%

Fuente: Base de datos de NEISS, de mayo de 2009

Section 4: Procedures to Call 9-1-1

Calling 9-1-1: Give Good Information

The 9-1-1 Dispatcher will want to obtain information from you to relay it to responders. Additionally, they will use this information to determine the type and number of personnel to respond to the scene. It is important to answer questions and follow any instructions provided. Emergencies can become quite chaotic. When people panic, it may be difficult to obtain the correct information. Again, be sure to be specific, speak clearly and try to remain as calm as possible.

Finally, Dispatchers are trained to first ask you where your emergency is and then what is happening. Be sure to provide this information when prompted.

Call 9-1-1 When in Doubt

• Call when in doubt: it is better to err on the side of caution than to be sorry later.
• Call as soon as possible.

Be sure to remain calm and answer all questions the best you can. Speak clearly, concisely, and provide as much detailed information as you can.

Sección 4: Procedimientos para llamar al 9-1-1
Llamar al 9-1-1: Dar buena información

El despachador de 9-1-1 querrá obtener información de usted para retransmitir a respondedores. Además, utilizará esta información para determinar el tipo y número de personal para responder a la escena. Es importante contestar preguntas y seguir las instrucciones aportadas. Las emergencias pueden llegar a ser bastante caóticas. Cuando la gente se asusta, puede ser difícil obtener la información correcta. Otra vez, asegúrese de ser específico, hablar claramente y tratar de permanecer tan calmado como sea posible.

Por último, los despachadores están entrenados a primero preguntarle dónde está su emergencia y que está sucediendo. Asegúrese de proporcionar esta información cuando se le solicite.

Llame al 9-1-1 en caso de duda

• Llamar en caso de duda: es mejor pecar de cauteloso a después lamentar.

• Llamar tan pronto como sea posible.

Asegúrese de mantener la calma y responder todas las preguntas lo mejor que podáis. Hablar claro, sucinto y proveer la información más detallada como sea posible.

Determine Responsiveness/Activate 9-1-1

Is the Patient Responsive? If not, attempt to awaken the patient by shouting his or her name and taping him or her on the shoulder. If this does not work, follow the steps below.

ACTIVATE 9-1-1

The person should be placed on their back and on a firm surface whenever possible. BE SPECIFIC - DIRECT A SINGLE PERSON TO CALL 9-1-1 For example, don't ask, "Can someone call 9-1-1?" Instead say "You, call 9-1-1!"

Determinar la capacidad de respuesta o activar 9-1-1

¿Está alerta el paciente? Si no es así, trate de despertar al paciente gritando su nombre y tocándole a él o ella en el hombro. Si esto no funciona, siga los siguientes pasos:

ACTIVAR 9-1-1

La persona debe colocarse en la espalda y en una superficie firme si es posible. Ser específico - dirige a solo una persona a llamar al 9-1-1 por ejemplo, no pregunte, "¿puede alguien llamar al 9-1-1?" ¡En lugar diga "¡Usted, llame al 9-1-1!"

Section 5: Identifying & Treating Trauma
Identifying & Describing Trauma

Be Observant

Injuries may also include broken or dislocated bones. It is acceptable to say that a bone doesn't look right or might look out of place. Compare injuries on arms and legs to the other unaffected arm or leg. In the case of dual involvement, compare your own. If something doesn't look right, be sure to make a note of it and point it out to the EMTs.

Be a Detective

For illnesses, describe what has been going on with the person. What made them seek help or look like they needed help? Was it a breathing problem? Were they dizzy, nauseated, etc...? Were they speaking in an incoherent manner? Do you know if the person has any medical problems like diabetes or epilepsy (seizure disorder)?

Be Specific in Descriptions

Remember that the more basic and specific you can be, the better. Be persistent! Don't let healthcare providers brush aside your observations. Remember that you are taking a proactive step by learning first aid and attempting to help the person. Again, be persistent about your findings.

Sección 5: Identificación y tratamiento de trauma
Identificar y describir el trauma

Estar atentos

Las lesiones también pueden incluir huesos rotos o dislocados. Es aceptable decir que un hueso no se ve bien o puede parecer fuera de lugar. Comparar lesiones en los brazos y piernas con el otro brazo o pierna no afectados. En el caso de doble implicación, comparar su propio. Si algo no se ve bien, asegúrese de hacer una nota de él y señalar a los técnicos de emergencias médicas.

Ser un detective

Para enfermedades, describe lo que ha estado sucediendo con la persona. ¿Qué les hizo buscar ayuda o parecer que necesitaban ayuda? ¿Es un problema de respiración? ¿Sintieron mareos, náuseas, etc....? ¿Hablaban de una manera incoherente? ¿Sabe si la persona tiene algún problema médico como diabetes o epilepsia (trastorno convulsivo)?

Ser específico en las descripciones

Recuerde que lo más básico y específico que puede ser, mejor. ¡Ser persistente! No deje que los prestadores de servicios ignoren sus observaciones. Recuerde que usted está tomando un paso proactivo aprendiendo primeros auxilios y tratando de ayudar a la persona. Una vez más, sea persistente sobre sus observaciones.

Trauma

Definition

Trauma is defined as a serious injury or shock to the body that may result in life threatening injury. Injury from trauma can range from minor to severe and is often life threatening. Traumatic injuries are the <u>leading cause of death</u> for young adults and children in the United States.

Prevention

• Accidents happen but there are almost always preventative measures that can be taken to avoid them.
• Avoid dangerous activity.
• Be aware of your surroundings and environment around you.
• Take safety classes (bike safety, gun safety, and defensive driving classes) to increase your awareness and understanding of how traumatic injuries might occur.

Causes

There are so many causes for a traumatic injury that it is impossible to list each and every factor contributing to trauma. Some common traumatic injuries result from playing sports, motor vehicle accidents, violent crimes and falls.

Signs & Symptoms

Laceration

• A laceration is a break in the skin integrity that presents as a slice or a cut to the layers of skin. A laceration can be shallow (as seen in a paper-cut) or deeper (as seen as a large cut from a piece of glass).

Trauma

Definición

Trauma se define como lesiones o golpes en el cuerpo que pueden causar lesiones mortales. Lesiones por trauma pueden ser desde menores hasta graves y a menudo son mortal. Lesiones traumáticas son la <u>principal causa de muerte</u> para los adultos, jóvenes y niños en los Estados Unidos.

Prevención

• Los accidentes ocurren pero casi siempre hay medidas preventivas que pueden adoptarse para evitarlos.
• Evitar la actividad peligrosa.
• Ser conscientes de su entorno y medio ambiente a su alrededor.
• Tomar clases de seguridad (moto seguridad, seguridad de la pistola y clases de conducción defensiva) para aumentar su conocimiento y comprensión de cómo pueden ocurrir lesiones traumáticas.

Causas

Hay tantas causas de una lesión traumática que es imposible enumerar cada factor que contribuye al trauma. Algunas lesiones traumáticas comunes resultan de jugar deportes, accidentes automovilísticos, crímenes violentos y las caídas.

Signos y síntomas

Laceración

• Una laceración es una ruptura en la integridad de la piel que se presenta como una rebanada o un corte a las capas de la piel. Puede ser una laceración superficial (como se ve en un corte de papel) o más profundo (como se ve con un corte por un trozo de cristal)

Avulsion

• An avulsion occurs when injury to skin and/or muscle causes a deep cut and a flap of skin is removed either partially or fully. It can be remembered as a "chunk of skin" that has become detached either fully or partially.

Bruising

• Bruising is caused by a blunt force that results in bleeding of small vessels under the skin. The skin remains intact so blood accumulates under the skin causing discoloration and pain.
• Bluish, Yellowish Discoloration of Skin;
• Mass Under Skin as a Result of Trauma (Hematoma);
• A hematoma occurs when a force causes significant, continued bleeding under the skin. A hematoma presents as a large swollen area of skin that is filled with blood. It looks like a red/purple sac at the injury site.

Broken Bones

• Open **Fracture:** occurs when the fractured bone protrudes through the skin;
• Closed **Fracture:** a loss in bone integrity (broken bone) without bone fragments protruding through the skin.

Avulsión

• Una avulsión se produce cuando lesiones de piel y/o músculo provoca una cortada profunda y un colgajo de piel que se extirpa parcial o totalmente. Puede ser recordado como un "trozo de piel" que se ha desprendido en total o parcialmente.

La contusión

• La hematoma es causada por traumatismo que resulta en sangrado de vasos sanguíneos rolos debajo de la piel. La piel queda intacta por lo que la sangre se acumula bajo la piel causando dolor y decoloración.
• Decoloración azulada, amarillenta de la piel;
• Masa debajo de la piel como resultado del trauma (Hematoma).
• Un hematoma se produce cuando una fuerza provoca sangrado significativo, continuo bajo la piel. Un hematoma se presenta como un área hinchada de la piel que se llena de sangre. Parece un saco de color rojo/morado en el sitio de la lesión.

Huesos rotos

• **Fractura abierta:** se produce cuando el hueso fracturado sobresale a través de la piel;
• **Fractura cerrada:** una pérdida de integridad de hueso (hueso roto) sin fragmentos que sobresalen a través de la piel.

Amputations

An amputation is a wound that involves the cutting or tearing off of the fingers, toes, hands, feet, or legs. Amputations can be caused by industrial equipment, saws and heavy machinery, car accidents, etc.

Treatment

With gloved hands, pick up the body part, wrap it in sterile gauze or dressings, and place the body part in a plastic bag or wrap in plastic. Keep the part cool by placing it in/on ice or cold water, being sure to prevent the body part from coming into direct contact with ice or water, as this may damage the tissue and lessen that chance that the part can be reattached. If possible, label the bag with the name of the person the body part belongs to, as well as the time and date that the amputation occurred. Make sure the body part gets to the hospital with the person that it belongs to, or hand the bagged body part directly to the ER doctor yourself. That way, there will be no confusion as to whom the part belongs to.

Impalement injuries

An impalement injury is caused by an object (such as a pencil, cactus spine, metal pole, a nail, etc.) penetrating into, or all the way through, a person's flesh or body part. If you are in doubt regarding whether or not the object is too large to remove on your own, it is best to seek medical attention just to be on the safe side.

Do not attempt to remove the object yourself, as this may cause further damage to the injury, especially if the object, or parts of the object, break off inside of the tissues. Also, once the object is removed, the injury site will begin to bleed excessively.

Treatment

Wrap sterile gauze or a bandage around the impaled object in a doughnut shape to control the bleeding and help to stabilize the object. Treat for shock if necessary. Seek medical attention right away.

Dislocation

A dislocation occurs when two bones of a joint become detached or separated. These are incredibly painful injuries, and range from minor to severe dislocation

Amputaciones

La amputación es una herida que implica el corte o desgarro de los dedos, dedos de los pies, manos, pies o piernas. Las amputaciones pueden deberse a equipos industriales, sierras y maquinaria pesada, accidentes, etc..

Tratamiento

Con las manos enguantadas, recoga la parte del cuerpo, envuelva en una gasa apósitos estéril y coloque la parte del cuerpo en una bolsa de plástico o envuelva en plástico. Mantenga fría la parte del cuerpo colocándola sobre hielo o agua fría, asegurándose de evitar que la parte del cuerpo entre en contacto directo con hielo o agua, ya que pueden dañar el tejido y disminuir la posibilidad que la pieza se pueda unir. Si es posible, haga una anotación en la bolsa con el nombre de la persona a quien le pertenece la parte del cuerpo, así como la hora y fecha en que se produjo la amputación. Asegúrese de que la parte del cuerpo llegue al hospital con la persona a quien pertenece, o dele usted mismo la bolsa con la parte del cuerpo directamente al doctor de urgencias usted mismo. Así no habrá ninguna confusión en cuanto a quien la pertenece la parte.

Lesiones de empalamiento

Una lesión de empalamiento es causada por un objeto (como un lápiz, espina de nopal, poste de metal, clavos, etc.), penetran en, o a través de la carne o parte del cuerpo. Si tiene dudas sobre si el objeto es demasiado grande para extirparlo por su cuenta, es mejor consultar al médico.

No intente sacar el objeto, ya que puede causar más daño a la lesión, especialmente si el objeto o partes del objeto, se rompen dentro de los tejidos. También, una vez extraído el objeto, el sitio de la lesión comenzara sangrar excesivamente.

Tratamiento
Envuelva una gasa estéril o un vendaje alrededor del objeto atravesado en forma de Donut para controlar el sangrado y ayudar a estabilizar el objeto. De tratamiento para el shock si es necesario. Busque atención médica de inmediato.

Dislocación
Una luxación se produce cuando dos huesos de una articulación se desprenden o separan. Estas son lesiones muy dolorosas y van desde leves hasta la dislocación severa.

Blood Characteristics

The human body holds anywhere from 2-3 two liters of blood, and this is in constant circulation, even when we sleep. Visualize 3 liter-sized soda bottles and that is how much blood is normally circulating throughout the body. When you see an injury, you should be able to describe, to the best of your ability, how much blood a person has lost. This is often hard to do because blood is made up mostly of water and can evaporate quickly, just like water.

On the other hand, seeing a large pool of bright red blood might make you think there is a bigger loss than there actually is. Just try to account for as much as you can see and how much time has passed since the person started bleeding. Controlling bleeding at this point is critical to survival, as we will discuss later.

Shock & Bleeding Control

What is Shock?

Shock is a complex series of events that the body encounters when a significant injury or illness overpowers the body's ability to compensate. When a person is inured, the body has its own mechanisms to make up for the insult and keep you alive. When the injury is too severe for the body to handle, it starts to shut down. These series of events are called shock and it can be an ominous sign.

A few examples where shock might occur include heavy bleeding from a gunshot wound to the stomach, a severe shark attack, a car accident causing multiple internal organ injuries or a fall which produces internal organ injuries.

In the example of shock caused by blood loss from a gunshot wound to the stomach, without surgery the person might die from internal organ injuries. This starts as the body tries to pump blood faster and harder to the body to compensate for blood loss. As blood loss continues, the heart has less and less blood to pump to the organs. Eventually, the heart will slow, the organs will starve for oxygen (in the blood) and the patient will die. This entire process of compensating for blood loss (increased heart rate), then slowing down because of lack of blood and oxygen, is called shock.

Signs and Symptoms of Shock (Severe Cases)
• Pale and sweaty;
• Fast heartbeat ('palpitations');
• Thirst;
• Excessive blood loss;
• Unconsciousness.

Características de la sangre

El cuerpo humano tiene de 2 a 3 litros de sangre, y están en circulación constante, incluso cuando dormimos. Visualizase 3 botellas de refresco de tamaño litro y es la cantidad de sangre que está circulando normalmente por todo el cuerpo. Cuando vea una lesión, debe ser capaz de describir, a lo mejor de su capacidad, la cantidad de sangre que ha perdido una persona. Esto es a menudo difícil de hacer porque la sangre se compone principalmente de agua y puede evaporarse rápidamente, al igual el agua.

Por otro lado, viendo una gran cantidad de sangre rojo brillante podría hacerle creer que hay una pérdida más grande de lo que existe en realidad. Sólo intente explicar cuanta cantidad puede ver y cuánto tiempo ha pasado desde que la persona comenzó a sangrar. Controlar el sangrado en este punto es crítico para la supervivencia, como discutiremos más adelante.

El Choque y control de sangrado

¿Qué es Shock?
El choque es una serie compleja de eventos en que el cuerpo se encuentra cuando una lesión significante o enfermedad vence a la habilidad del cuerpo para compensar. Cuando una persona está lesionada, el cuerpo tiene sus propios mecanismos para mantenerlo vivo. Cuando la lesión es demasiado grave para el cuerpo de manejar, comienza a dejar de funcionar. Estas series de eventos se llaman choque y pueden ser un signo ominoso.

Algunos ejemplos donde podría ocurrir el choque incluyen sangrado de un disparo en el estómago, un ataque grave, un accidente ocasionando lesiones múltiples de órganos internos o una caída que produce lesiones de órganos internos.

En el ejemplo de choque causado por la pérdida de sangre de una herida en el estómago por una bala, sin cirugía la persona puede morir de lesiones de órganos internos. Esto comienza cuando el cuerpo trata de bombear la sangre más rápidamente y más fuerte para compensar por la pérdida de sangre. A medida que continúa la pérdida de sangre, el corazón tiene menos sangre que bombear a los órganos. Finalmente, el corazón latirá más lento, los órganos se morirán por falta de oxígeno (en la sangre) y el paciente morirá. Todo este proceso de compensación por la pérdida de sangre (mayor frecuencia cardíaca), ritmo lento debido a la falta de sangre y oxígeno, se defina como shock.

Signos y síntomas de Shock (casos severos)
• Palidez y sudoroso;
• Latidos cardíacos rápidos (palpitaciones);
• Sed;
• Pérdida de sangre excesiva;
• Pérdida del conocimiento.

Pressure Points

Pressure points may be used when direct pressure and elevation do not work. The following are some examples of when a pressure point might be used to control bleeding. Keep in mind, however, that direct pressure will work most of the time, so pressure points are not always necessary. Bleeding should be controlled at a place closer to the heart than where the injury occurs as demonstrated below.

• Radial Pressure Point: Used in combination with direct pressure to elbow or wrist to help with finger or hand bleeding;
• Brachial Pressure Point: Used in combination with direct pressure to elbow or armpit to help with wrist or arm bleeding;
• Femoral Pressure Point: Used in combination with direct pressure to groin area to help with leg or foot bleeding.

Head and Neck Injuries

A head injury occurs when a victim's head comes into contact with a hard surface or item that causes injury. An injury can be an open or closed. A closed injury occurs when the skull itself is not damaged or cracked and remains intact, however, the brain is bruised or injured. A blunt object striking the head can cause the brain to bounce off the side of the skull, resulting in a concussion or contusion. A concussion is when the there is no open head injury, but there is damage to the brain. A contusion is when the force of the blow is hard enough to damage blood vessels in the brain and cause brain swelling. Neck injuries occur when the spinal column (which holds the spinal cord) is cracked or broken, causing possible damage to the spinal cord. This interferes with messages being sent from the brain to other parts of the body, therefore the body cannot function normally. Neck injuries can result in paralysis and death.

Puntos de presión

Puntos de presión pueden utilizarse cuando la presión directa y la elevación no funcionan. Los siguientes son algunos ejemplos de cuando un punto de presión puede ser utilizado para controlar el sangrado. Tenga en cuenta, sin embargo, que directa presión funcionará la mayoría de las veces, por lo que los puntos de presión no siempre son necesarios. El sangrado debe ser controlado en un lugar más cercano al corazón en vez de donde se produce la lesión como se muestra a continuación.

- Punto de presión radial: Utilizado en combinación con presión directa para ayudar con el sangrado de dedo o mano;
- Punto de presión humeral: Utilizado en combinación con presión directa para ayudar con sangrado de la muñeca o el brazo;
- Punto de presión femoral: Utilizado en combinación con presión directa con el sangrado de la pierna o pie.

Lesiones de cuello y cabeza

Una lesión en la cabeza se produce cuando la cabeza de la víctima entra en contacto con una superficie dura o elemento que causa lesión. Una lesión puede ser abierta o cerrada. Una lesión cerrada ocurre cuando el cráneo no está dañado o agrietado y permanece intacto, sin embargo, el cerebro sufre contusos o resulta herido. Un golpe a la cabeza con un objeto contundente puede causar que el cerebro rebote en el lado del cráneo, dando lugar a una conmoción cerebral o contusión. Una conmoción cerebral es cuando no hay ninguna lesión abierta en la cabeza, pero hay daño en el cerebro. Una contusión es cuando la fuerza del golpe es suficientemente fuerte como para dañar los vasos sanguíneos en el cerebro y causar hinchazón del cerebro. Lesiones en el cuello se producen cuando la columna vertebral (que contiene la médula espinal) está agrietada o rota, causando posibles daños a la médula espinal. Esto interfiere con los mensajes enviados desde el cerebro a otras partes del cuerpo, por lo tanto, el cuerpo no puede funcionar normalmente. Lesiones en el cuello pueden resultar en parálisis y muerte.

Causes of head and neck injury

- falls
- car accidents
- diving and swimming accidents
- sports
- fights
- suicide attempts (hanging by a noose, or jumping off of a building or bridge)

Signs and symptoms of head or neck injury

- pain of the head, neck, or spine
- numbness and tingling in the extremities
- loss of sensation/ paralysis
- bleeding from the head or scalp
- nausea and vomiting
- blurred vision and/or unevenly dilated pupils
- disoriented and confused, asking repetitive questions
- loss of consciousness
- abnormal or labored breathing
- deformed skull
- combative behavior
- blood or clear fluid coming from the nose, ears, or mouth

Causas de lesiones de cabeza y cuello

- caídas
- accidentes automovilísticos
- accidentes de buceo y natación
- deportes
- peleas
- disparos o puñaladas u otro traumatismo en el área de la cabeza o el cuello
- intentos de suicidio (colgando de una soga, o saltar de un edificio o puente)

Signos y síntomas de lesiones de cabeza o cuello

- dolor de la cabeza, cuello o columna vertebral
- entumecimiento y hormigueo en las extremidades
- pérdida de la sensibilidad/ parálisis
- pérdida de control de la vejiga
- el sangrar de la cabeza o cuero cabelludo
- náuseas y vómitos
- visión borrosa y pupilas dilatadas irregularmente
- desorientado y confundido, preguntas repetitivas
- pérdida de conocimiento
- respiración anormal o forzada
- cráneo deformado
- comportamiento combativo
- sangre o líquido claro proveniente de la nariz, oídos o boca

Section 6: Dental Injuries

Dental Injuries

Dental injuries occur when a tooth is avulsed or knocked out of the victim's mouth, completely, by some type of blunt force, object, or trauma. This is a common injury in contact sports.

Signs and Symptoms

- a missing or very loose tooth

- pain

- bleeding to the area

- swelling

- possible head/jaw injury

Treatment

Pick up the tooth by the crown (do not touch the root area!) and place the tooth in a cup of cow's milk (whole milk is best, but any type is better than nothing) or a sports drink such as PowerAde or Gatorade, or saline (such as for contact lenses). This will help to preserve the root. If you get the patient and the tooth to a hospital or a dentist within one hour, it is possible to re-insert the tooth. Do not leave the tooth dry or rinse it with water, as this will damage the root. Check for signs of a head injury and seek medical care if necessary.

Sección 6: Lesiones dentales
Lesiones dentales

Lesiones dentales ocurren cuando un diente se avulsiona o se cae completamente de la boca de la víctima, por algún tipo de fuerza bruta, por un objeto o un trauma. Esta es una lesión común en deportes de contacto.

Signos y síntomas

- un diente que falta o está muy flojo
- dolor
- sangrado en el área
- hinchazón
- posibles lesiones de cabeza o mandíbula

Tratamiento

Coge el diente por la corona (¡no toque el área de raíz!) y coloque el diente en una taza de leche de vaca (leche entera es mejor, pero cualquier tipo es mejor que nada) o una bebida deportiva como PowerAde o Gatorade o solución salina (tal como para lentes de contacto). Esto ayudará a conservar la raíz. Si usted lleva el paciente y el diente a un hospital o un dentista dentro de una hora, es posible reinsertar el diente. No deje el diente en seco o enjuague con agua, esto dañará la raíz. Verifique si hay signos de una lesión en la cabeza y busque atención médica si es necesario.

Section 7: Eye Injuries
Eye Injuries

An eye injury can be caused by trauma to the eye, an impalement, or a free floating object in the eye. Eye injuries can also be caused by thermal and chemical burns to the eyes. Although this type of injury is generally not life threatening, permanent loss of vision can occur.

Eye Anatomy

Sclera (white part of the eye), pupil (dark spot in the middle that allows light to enter the eye), iris (the colored part of the eye that acts as a contracting muscle that expands and retracts to let in more or less light), cornea (the clear layer over the eye that protects the actual eyeball), eye lid (the flap of skin that covers the eye when eyes are closed or when blinking to protect the eye and keep it from drying out), eye socket (the opening in the skull where the eye is located), eye lashes (the small hairs located on the upper and lower eyelid that aid in keeping objects away from the eye such as wind, dust, and debris.

Sección 7: Lesiones en los ojos
Lesiones en los ojos

Una lesión del ojo puede deberse a traumatismos en el ojo, un empalamiento o un objeto libre flotante en el ojo. Lesiones en los ojos también pueden ser causadas por quemaduras térmicas o de químicas en los ojos. Aunque este tipo de lesiones generalmente no es peligroso para la vida, puede ocurrir pérdida permanente de visión.

Anatomía del ojo

Esclerótica (parte blanca del ojo), pupila (punto oscuro en el medio que permite que la luz entre en el ojo), iris (la parte coloreada del ojo que actúa como un músculo contratante que se expande y se retrae para dejar entrar más o menos luz), córnea (la capa clara sobre el ojo que protege el globo ocular real) párpado (el colgajo de piel que cubre el ojo cuando se cierran los ojos o parpadear para proteger el ojo y evitar que se seque), zócalo (el orificio en el cráneo donde se encuentra el ojo) del ojo, pestañas (los pequeños pelos ubicados en el párpado superior e inferior que ayudan a mantener objetos lejos de los ojos como viento, polvo y escombros)

Signs and Symptoms

- itching and burning sensation in one or both eyes

- pain and/or a feeling that there is something stuck or floating around in the eye

- a tear, scratch, laceration, or distortion of the cornea or iris area

- redness on or around the eye

- bruising around the eye area

- a visible object penetrating or floating around on the eye

- complete loss of, or blurred/distorted vision

- swollen eye or eye dislocated from the socket

Treatment

Do not attempt to remove object from the eye with your fingers.

Signos y síntomas

- picazón y sensación de ardor en uno o ambos ojos
- dolor o una sensación que hay algo pegado o flotando alrededor en el ojo
- un desgarro, rasguño, laceración o distorsión de la córnea o iris
- enrojecimiento en o alrededor del ojo
- moretones alrededor de los ojos
- un objeto penetrante visible o flotando en el ojo
- pérdida completa de, o visión borrosa/distorsionada
- inflamación del ojo u ojo dislocado del zócalo del ojo.

Tratamiento

No intente quitar el objeto del ojo con los dedos.

Object in the eye

If there is a small, free floating object in the eye, assist the patient in holding his/her eye open, and gently flush with clean, cool water or saline (a water bottle, shower, hose, kitchen sink) with a cup or straight from the water source. Do this for 20 minutes or until it feels like the object has been washed out, or until the burning has stopped. This is hard to do with small children. Have them stand in the shower, with all of their clothes on if necessary? Turn the shower on to a lukewarm temperature and let the water run down their face. Instruct the child to blink as many times as possible to wash out the eye area. This is also the treatment if there is a chemical in the eye, such as shampoo or hairspray. If the eye still hurts or burns after flushing it out, or if there is excessive redness or distortion, or if you are in doubt, seek medical care right away. Eyes are a very sensitive body part and are more easily damaged. It is not always visibly possible to see injuries in the eye.

If there are sharp objects in the eye, or impalements, or if the eye is lacerated or distorted, do not flush the eyes with water. Place a bandage or a small cup (depending on the injury) over the victim's eyes. This will prevent the eye from further injury and will discourage the victim from trying to touch, rub, or itch his/her eye, worsening the injury. It is necessary to cover both eyes as this will reduce eye movement and help to prevent further injury as eyes do move together, both at the same time. Secure the cover onto the patient's face with medical tape being sure not to put any pressure on the eye, and seek medical attention immediately.

Objeto en el ojo

Si hay un objeto pequeño flotante, en el ojo, ayude al paciente a mantener el ojo abierto y enjuague suavemente con agua limpia y fría o solución salina (una botella de agua, ducha, manguera, fregadero de la cocina) con una copa o directamente de la fuente de agua. Haga esto durante 20 minutos o hasta que se siente como si el objeto ha sido eliminado, o hasta que la quema se ha detenido. Esto es difícil de hacer con los niños pequeños. Métalos al duche, con toda su ropa si es necesario. Ajuste la ducha a una temperatura tibia y deje que el agua corra por su rostro. Enséñele al niño a parpadear tantas veces como sea posible para lavar el área del ojo. También es el tratamiento si hay una sustancia química en el ojo, tales como champú o spray. Si el ojo todavía presenta heridas o quemaduras después del lavado, si hay enrojecimiento excesivo o distorsión, o si usted tiene alguna duda, busque de inmediato atención médica. Ojos son una parte del cuerpo muy sensible y se dañan más fácilmente. No siempre es posible ver lesiones en el ojo.

Si hay objetos afilados en los ojos, o empalamientos, o si el ojo es lacerado o distorsionado, no enjuague los ojos con agua. Coloque un vendaje o un vaso pequeño (dependiendo de la lesión) sobre los ojos de la víctima. Esto evitará que el ojo reciba más lesiones y disuadirá a la víctima de intentar tocar, frotar o picar su ojo, para no empeora la lesión. Es necesario cubrir ambos ojos ya que esto reduce el movimiento de los ojos y ayuda a prevenir más daño ya que los ojos se mueven juntos, ambos al mismo tiempo. Asegure la venda sobre la cara del paciente con cinta médica asegurándose de no poner ningún tipo de presión en el ojo y busque atención médica inmediatamente.

Types of Burns to the Eye

Thermal Burns: Thermal burns to the eye can be caused by the eyes being too close to or coming into direct contact with a heat source such as a camp fire, firecrackers, explosion, etc. Have the victim keep his/her eyes closed, and cover both eyes with a loose, moist dressing. Seek emergency medical care right away!!!

Chemical Burns: These can be caused by any type of liquid, gas, or powdered chemical coming in direct contact with the eyes. Shampoo, hairspray, household cleaners, industrial chemicals, etc., are a few examples. Flush the eye out with cool water as quickly as possible for about 20 minutes. Seek medical attention if you are in doubt or if the eye is still in pain or burning after the eye flushing. Some chemicals do not cause immediate burning and pain to the eyes right away, but can still cause severe damage. Therefore, ALL chemicals should immediately be washed out as quickly as possible.

Light Burns: These are caused by exposure to high intensity light such as snow blindness or from welding without eye protection. This is basically like a sunburn to the eye. Have the patient close his/her eyes and place an opaque bandage or dark eye patches over the eyes and seek medical attention. The victim will have a severed sensitivity to light when this type of injury occurs.

Tipos de quemaduras en el ojo

Quemaduras térmicas

Quemaduras térmicas al ojo pueden ser causadas por la cercanía de los ojos o en contacto directo con fuentes de calor como una fogata, fuegos artificiales, explosiones, etc. Haga que la víctima mantenga sus ojos cerrados y cubra ambos ojos con un vendaje flojo y húmedo. ¡Busque atención médica de emergencia de inmediato!

Quemaduras químicas

Causadas por cualquier tipo de líquido, gas o químicas en polvo que vienen en contacto directo con los ojos. Champú, laca, limpiadores, productos químicos industriales, etc., son algunos ejemplos. Lave el ojo con agua fresca lo mas pronto posible durante 20 minutos. Busque atención médica si tiene alguna duda o si el ojo sigue con dolor o ardor después del enjuague del ojo. Algunos productos químicos no causan ardor y dolor en los ojos inmediatamente, pero aún pueden causar daños graves. Por lo tanto, todos los productos químicos deben ser enjuagados inmediatamente.

Quemaduras de Luz

 Estas son causadas por la exposición a alta intensidad de luz como la ceguera de la nieve o de soldadura sin protección ocular. Básicamente es como una quemadura en el ojo. Que el paciente cierre sus ojos y coloque una venda opaca o parches oscuros sobre los ojos y busque atención médica. La víctima tendrá una sensibilidad severa a la luz cuando se produce este tipo de lesión.

Section 8: Bites & Stings

Bites & Stings

Definition

• A bite or sting from an insect, reptile, or other animal that may cause an undesired reaction.

Examples include but are not limited to:
• Bees;
• Spiders;
• Snakes;
• Ants;
• Wasps;
• Other insects.

Signs & Symptoms

• Redness & irritation;
• Bumps;
• Hives;
• Numbness/Tingling sensation;
• Burning sensation;
• Skin discoloration;
• Fever;
• Chills;
• Dizziness/Lightheadedness;
• Nausea & vomiting;
• Difficulty breathing;
• Anaphylaxis (Severe).

How It Happens

There are many routes by which a person can suffer a sting or a bite.

Sección 8: Mordeduras y picaduras
Mordeduras y picaduras

Definición

• Una mordedura o picadura de un insecto, reptil u otro animal que puede provocar una reacción no deseada.

Los ejemplos incluyen pero no están limitados a:

• Abejas;
• Arañas;
• Serpientes;
• Hormigas;
• Avispas;
• Otros insectos.

Signos y síntomas

• Enrojecimiento y la irritación;
• Golpes;
• Urticaria;
• Sensación de entumecimiento/Sensación de hormigueo;
• Sensación de ardor;
• Decoloración de la piel;
• Fiebre;
• Escalofríos;
• Mareos/vahídos;
• Náuseas y vómitos;
• Dificultad para respirar;
• Anafilaxia (severa).

Cómo sucede

Hay muchas rutas por las cuales una persona puede sufrir una picadura o una mordedura.

What to Do

• Remove the person from Danger if it does not put your safety at risk.
• Don't become a victim!
• For bee stings: remove the stinger with your fingernail or a credit card. If you are using a credit card, slowly sweep over and away from the stinger to pull it out. Do not push the stinger back into the skin or swipe it into the skin.
• For other insects: call 9-1-1 for severe reactions!

When to Call 9-1-1

• Severe reactions;
• Difficulty breathing;
• Anaphylaxis;
• When the person requests help;
• When in doubt, call 9-1-1!

Note: Human Bites

For human bites, quickly wash the bite area with soap and water and apply direct pressure to stop any bleeding. Seek medical attention right away for evaluation or further treatment regarding risk to blood borne pathogen diseases. Be sure to document and report any human bites that occur in a work setting.

Lo que debe hacer

- Retire a la persona del peligro si no pone su seguridad en riesgo.
- ¡No se convierta en una víctima!
- Para las picaduras de abeja: extraer el aguijón con la uña o una tarjeta de crédito. Si está utilizando una tarjeta de crédito, barra lentamente encima del aguijón para sacarla. No empuje el aguijón en la piel o pase el aguijón por encima de la piel.
- Para otros insectos: ¡llame al 9-1-1 para reacciones severas!

Cuándo llamar al 9-1-1

- Reacciones graves;
- Dificultad para respirar;
- Anafilaxia;
- Cuando la persona pide ayuda;
- En caso de duda, ¡llame al 911!

Nota: Las mordeduras humanas

Para las mordeduras humanas, rápidamente lave la zona de la mordida con agua y jabón y aplique presión directa para detener cualquier sangrado. Busque atención médica inmediata para evaluación o tratamiento adicional con respecto a riesgo a enfermedades de patógenos de la sangre. Asegúrese de documentar y reportar cualesquiera mordeduras humanas que se producen en un entorno de trabajo.

Marine Life Bites and Stings

Some marine life creatures, both freshwater and saltwater, that can be of danger to humans include:

- jelly fish (stings)

- sharks (bites)

- sting rays (stings)

- sea urchins (stings)

- sea anemone (stings)

- moray eels and electric eels (bites)

- coral (stings)

- barracudas (bites)

- hydroids (stings)

- sea snakes (bites)

- catfish (stings)

Picaduras y mordeduras de vida marina

Algunas criaturas de vida marina, agua dulce y saladas, que pueden ser peligrosas para los seres humanos incluyen:

- medusas (picaduras)

- tiburones (mordeduras)

- mantarrayas (picaduras)

- erizos de mar (picaduras)

- anémona de mar (picaduras)

- morenas y anguilas eléctricas (mordeduras)

- caracol de cono (picaduras)

- Coral (picaduras)

- barracudas (mordeduras)

- hidrozoos (picaduras)

- serpientes marinas (mordeduras)

- bagre (picaduras)

Symptoms include:

- lacerations

- bleeding

- pain, tingling and swelling

- puncture marks, or raised bumps and red marks

- cramps

- fever

- difficulty breathing

- paralysis

- nausea and/or vomiting

- dizziness

- sweating

Los síntomas incluyen:

- laceraciones

- sangrado

- dolor, hormigueo e hinchazón

- marcas de perforación, o protuberancias y marcas rojas

- calambres

- fiebre

- dificultad para respirar

- náuseas o vómitos

- mareo

- sudoración

Treatment for Stings:

- Calm the victim and try to keep them still

- Use a towel or gloves to remove any stingers or tentacles, being very careful not to get stung yourself

- Rinse the area with salt water (fresh water or urine will cause the stingers to release more venom)

- Pour vinegar over the affected area to stop the stinging, or use meat tenderizer if available. Soak towels or rags in vinegar and keep wrapped around the affected area until the stinging stops.

- Submerge the area in hot water (as hot as the patient can stand) for 30-90 minutes to stop the stinging if necessary.

- Seek medical attention right away if dizziness, loss of consciousness, chest pain, trouble breathing, fever, diarrhea, or nausea and vomiting occur.

❖ For sting ray stings, soaking the affected area in hot water and/or ammonia will stop the stinging. Vinegar will make the sting worse. Urinating on the affected area will help with this type of sting, but not with a jellyfish sting.

❖ Wearing pantyhose while swimming is a way to avoid jellyfish stings. The tentacles cannot penetrate this material.

Tratamiento para las picaduras:

- Calmar a la víctima y tratar de mantenerla quieta.
- Use una toalla o guantes para eliminar aguijones o tentáculos, teniendo cuidado de no ser picado
- Enjuague el área con agua salada (agua dulce o lo orina causan que los aguijones suelten más veneno)
- Vierta el vinagre sobre la zona afectada para detener el ardor, o use ablandador de la carne, si está disponible. Empape toallas o trapos en vinagre y manténgalas envueltas alrededor de la zona afectada hasta que deje de arder la picadura.
- Sumerja el área en agua caliente (tan caliente como el paciente pueda aguantar) por 30-90 minutos para detener el ardor si es necesario.
- Busque atención médica inmediatamente si se producen mareos, pérdida de conocimiento, dolor de pecho, dificultad
- para respirar, fiebre, diarrea o náuseas y vómitos.

❖ Para las picaduras de mantarraya, empape la zona afectada en agua caliente o amoníaco para detener el ardor. El vinagre empeorará la picadura. Orinar en la zona afectada ayudará con este tipo de picadura, pero no con una picadura de Medusa.

❖ El uso de pantimedias mientras se nada ayuda evitar las picaduras de medusas. Los tentáculos no pueden penetrar este material.

Section 9: Poison/Overdose

Poison/Overdose

<u>Definition</u>

- A poisoning is the intentional or unintentional ingestion of a substance that may be harmful to the body systems.
- An overdose is the intentional or unintentional ingestion of a medication or substance that may be harmful to the body.

<u>Prevention</u>

- Keep All household cleaning agents away from children. Common household items often contain bleach and ammonia which can cause serious bodily harm and death.
- Keep all medications out of the reach of children;
- Make sure all medications are in proper containers that are correctly labeled.
- Consult with pharmacy on proper dosing of new medications. Make sure you are comfortable and understand the dosing requirements for all medications. Many overdoses occur because the person was not clear on dosing information and too much is ingested.

<u>Signs & Symptoms</u>

- Signs and symptoms can vary greatly depending on the poison.
- Anxious;
- Unconscious;
- Pale & Sweaty;

Sección 9: Intoxicación por sobredosis
Intoxicación por sobredosis

Definición

- Una intoxicación es la ingestión intencional o accidental de una sustancia que puede ser perjudicial para los sistemas del cuerpo.
- Una sobredosis es la ingestión intencional o no intencional de un medicamento o sustancia que puede ser perjudicial para el organismo.

Prevención

- Mantenga todos los productos de limpieza de casa alejados de los niños. Los artículos de limpieza de casa a menudo contienen cloro y amoníaco que pueden causar graves daños corporales y muerte.
- Mantenga todos los medicamentos fuera del alcance de los niños;
- Asegúrese de que todos los medicamentos estén en recipientes adecuados que están correctamente etiquetados.
- Consultar con la farmacia en la dosificación adecuada de nuevos medicamentos. Asegúrese de que usted entiende los requisitos de dosificación para todos los medicamentos. Muchas sobredosis ocurren porque la persona no entiende la información de dosificación y se ingiere mucho.

Signos y síntomas

- Signos y síntomas pueden variar grandemente dependiendo del veneno.
- Ansioso;
- Inconsciente;
- Pálido y sudoroso;

How It Happens

- The body tries to expel what has been injected or taken, therefore vomiting and diarrhea are very common.
- The body's response to the poison may be more harmful than the poison itself where the body acts upon the substance as an allergen.
- The poison also reacts on the body. This can widely vary depending on what the substance is composed of.

Four Routes of Poisoning *(Examples)*

- Injection: *(IV needle or bee sting)*;
- Ingestion: *(drinking bleach or window cleaner)*;
- Absorptive: *(chemical powder on the skin)*;
- Inhalation: *(pesticide or natural gas)*.

What to Do

- Calm the person down if they are anxious.
- Call Poison Control.
- Call 9-1-1 if directed or the person is critical.
- Determine the poison;
- Find out how much was taken;
- Find out how it was taken;
- Follow Poison Control instructions;
- Note: if the patient is vomiting or has vomit in the mouth, place the patient on their side and keep an open airway by removing any debris.

When to Call 9-1-1

- Unconscious person;
- Trouble breathing;
- Severe pain;
- When directed by Poison Control;
- If Person is critically ill;
- When in doubt, call 9-1-1!

Cómo sucede

- El cuerpo trata de expulsar lo que se ha inyectado o tomado, por lo tanto, vómitos y diarrea son muy comunes.
- La respuesta del organismo al veneno puede ser más perjudicial que el veneno mismo donde el cuerpo actúa sobre la sustancia como un alérgeno.
- El veneno también reacciona en el cuerpo. Esto puede variar ampliamente dependiendo de que se compone la sustancia.

Cuatro vías de intoxicación *(ejemplos)*

- Inyección: *(picadura de aguja de IV o de abeja)*;
- Ingestión: *(bebiendo blanqueador o limpiador de ventanas)*;
- Absorción: *(polvo químico sobre la piel)*;
- Inhalación: *(pesticidas o gas natural)*.

Lo que debe hacer

- Calmar a la persona si está ansiosa.
- Llame a control de envenamientos.
- Llame al 9-1-1 si es dirigida o si la persona está en condición crítica.
- Determinar el veneno;
- Averiguar cuánto tomó;
- Averiguar cómo fue tomada;
- Siga las instrucciones de control de envenenamientos;
- Nota: si el paciente está vomitando o tiene vómito en la boca, coloque al paciente en posición de recuperación Haines.

Cuándo llamar al 9-1-1

- La persona esta inconsciente;
- Dificultad para respirar;
- Dolor severo;
- Cuando dirigida por control de envenenamiento;
- Si la persona está críticamente enferma;
- En caso de duda, ¡llame al 911!

Section 10: Heat Emergencies

Heat Emergencies

<u>Definition</u>

- Any heat related illness from direct exposure to heat or indirect exposure (including exercise);
- Common in warm climates;

<u>Prevention</u>

- Adequately hydrate before going outside or exercising.
- Avoid long exposure to warm climate.
- Minimize time in sun during summer.
- Wear proper attire that ventilates well when exercising.

<u>Causes</u>

- Dehydration prior to outdoor activities;
- Too much exposure to hot climate;
- Many other causes all related to hot environments.

<u>Signs & Symptoms</u>

<u>Heat Cramps/Illness (Mild)</u>
- Thirst;
- Sweating;
- Hot skin;
- Muscle aches.

<u>Heat Exhaustion (Moderate)</u>
- Same as above plus;
- Acting abnormal (change in responsiveness);
- Dizzy; Headache
- Nausea & vomiting;

Sección 10: Emergencias de calor
Emergencias de calor
<u>Definición</u>

- Cualquier calor relacionado con la enfermedad de la exposición directa al calor o la exposición indirecta (incluyendo el ejercicio);
- Común en climas cálidos;

<u>Prevención</u>

- Hidratarse adecuadamente antes de salir a la calle o hacer ejercicio.
- Evitar la prolongada exposición a clima cálido.
- Minimizar el tiempo en el sol durante el verano.
- Usar ropa apropiada que ventila bien en el ejercicio.

<u>Causas</u>

- Deshidratación antes de actividades al aire libre;
- Demasiada exposición a clima caliente;
- Muchas otras causas todas relacionadas con ambientes calientes.

<u>Signos y síntomas</u>

<u>Calambres/enfermedades por el calor (leve)</u>
- Sed;
- Sudoración;
- Piel caliente;
- Dolores musculares.

<u>Agotamiento por calor (moderado)</u>
- Igual que el anterior más;
- Actúa de forma anormal (cambio en la capacidad de respuesta);
- Mareo; Dolor de cabeza
- Náuseas y vómitos;

Heat Stroke (severe and life threatening!)

- Extremely high core body temperature;
- Loss of the body's ability to cool itself;
- Often, the patient will have dry skin because the body's defense mechanism to heat (sweating) has shut down.
- Seizures;
- Dizzy, nausea, vomiting;
- Unconsciousness.

How It Happens

- The environment or circumstances (exercising too much without proper hydration) causes overheating in the body systems.
- The Person doesn't drink enough water to keep cool;
- The condition progresses and worsens to a point where the defense mechanisms no longer work. The body temperature continues to increase, while the defense mechanisms (such as sweating) fail.

What to Do

- Move to cool area;
- If Person can drink, give water or a mix of 50/50 water and Gatorade to replace lost electrolytes.
- Place a cool compress or wet towel in the armpits and groin area. Large amounts of blood circulate in these areas, so by placing cool items in the groin and armpits, you are helping to cool the blood and the core body temperature.
- Use air conditioning or fans.

When to Call 9-1-1

- Unconsciousness;
- Acting unusual;
- If you are uncertain or when in doubt, call 9-1-1;
- Call 9-1-1 for heat exhaustion or heat stroke - IMMEDIATELY!

Golpe de calor (¡graves y mortales!)

- Temperatura corporal extremadamente alta;
- Pérdida de la capacidad del cuerpo para enfriarse;
- A menudo, el paciente tendrá la piel seca porque ha dejado de funcionar el mecanismo de defensa del cuerpo al calor (sudoración).
- Crisis convulsive;
- Mareos, náusea, vómito;
- Pérdida del conocimiento.

Cómo sucede

- El medio ambiente o circunstancias (demasiado ejercicio sin hidratación apropiada) causa sobrecalentamiento en los sistemas del cuerpo.
- La persona no bebe suficiente agua para refrescarse;
- La condición progresa y empeora a un punto donde ya no funcionan los mecanismos de defensa. La temperatura del cuerpo continúa aumentando, mientras que fallan los mecanismos de defensa (como el sudor).

Lo que debe hacer

- Mover a un lugar fresco.
- Si la persona puede beber, darle agua o una mezcla de 50/50 agua y Gatorade para reemplazar los electrolitos perdidos.
- Coloque una compresa fría o una toalla mojada en la zona de la ingle y las axilas. Grandes cantidades de sangre circulan en estas áreas, haci que, con colocar elementos de frío en la ingle y las axilas, puede ayudar a enfriar la sangre y la temperatura central del cuerpo.
- Utilizar aire acondicionado o ventiladores.

Cuándo llamar al 9-1-1

- Pérdida del conocimiento;
- Comportamiento inusual;
- Si no está seguro o en caso de duda, llame al 911;
- Llame al 9-1-1 para el agotamiento por calor o golpe de calor - ¡inmediatamente!

Section 11: Cold Emergencies

Cold Emergencies

<u>Definition</u>

Cold Environments & Cold Water Exposure

<u>Causes</u>

Exposure to a cold environment for extended period of time.

<u>Signs & Symptoms</u>

- A decrease in the core Body Temperature;
- If the person is wet, this increases the chance of hypothermia.
- Shivering;
- Blue skin & lips;
- Acting abnormal;
- Unconsciousness.

<u>How It Happens</u>

- The body becomes cold from environmental conditions.
- May progress from shivering to unconsciousness very rapidly.

<u>What to Do</u>
- Take off wet clothes ASAP.
- Dry the person if he or she is wet.
- Move to warm area;
- Warm packs under clothes, if available.

<u>When to Call 9-1</u>
- Severe cases;
- The person is acting abnormal.
- Unconscious patient;
- When on doubt, call 9-1-1!

Sección 11: Emergencias de frío
Emergencias de frío

<u>Definición</u>

Ambientes fríos y exposición al agua fría

<u>Causas</u>

Exposición a un ambiente frío por un período de tiempo prolongado.

<u>Signos y síntomas</u>
- Una disminución de la temperatura corporal central;
- Si la persona está mojada, esto aumenta el riesgo de hipotermia;
- Temblando de frío;
- Azulada de la piel y labios;
- Actúa anormal;
- Pérdida del conocimiento.

<u>Cómo sucede</u>
- El cuerpo se enfría por las condiciones ambientales.
- Rápidamente puede progresar de escalofríos a inconsciencia.

<u>Lo que debe hacer</u>
- Quitar la ropa mojada lo antes posible.
- Secar a la persona si él o ella está mojada.
- Mueva a un lugar caliente;
- Coloque paquetes calientes bajo la ropa, si están disponible.

<u>Cuándo llamar al 9-1-1</u>
- Casos severos;
- La persona actúa anormal.
- Paciente inconsciente;
- Cuando en duda, ¡llame al 9-1-1!

Section 12: Water Emergencies/ Drowning

Water Emergencies/Drowning

<u>Definition</u>

- Drowning: death that occurs as a result of liquid suffocation. The liquid (generally water) blocks the absorption of oxygen into the body and prevents proper ventilation and breathing.
- Near-Drowning: survival of an event in which liquid blocks the absorption of oxygen. A near drowning can be a "close-call" or can be a devastating event. In the most severe cases, the person was submerged for so long that the brain has suffered permanent damage from the lack of oxygen. If the person receives resuscitation, they may be coma for the rest of their life because the permanent damage to the brain has already occurred.

<u>Causes</u>

- Ungated or poorly gated pools. It only takes a couple of seconds for a child to fall into a pool and drown.
- Aggressive water currents;
- Common in hot communities;
- Inability to swim.

<u>Signs & Symptoms of Drowning/Near Drowning</u>

- Difficulty breathing;
- Not breathing;
- Water coming from mouth and nose;
- Bluish skin;
- Unconsciousness;
- No signs of life.

Sección 12: Emergencias de agua / Ahogamiento
Emergencias de agua /Ahogamiento

Definición

- Ahogamiento: muerte que se produce como resultado de asfixia por líquido. El líquido (generalmente agua) bloquea la absorción de oxígeno en el cuerpo y evita la respiración y ventilación adecuada.
- El casi ahogamiento: supervivencia de un evento en que líquido bloquea la absorción de oxígeno. Un casi ahogamiento puede ser "por pelos" o puede ser un evento devastador. En los casos más graves, la persona fue sumergida por tan largo tiempo que el cerebro ha sufrido un daño permanente por la falta de oxígeno. Si la persona recibe reanimación, puede permanecer en coma para el resto de su vida porque ya se ha producido el daño permanente al cerebro.

Causas

- Piscinas sin barreras o mal aseguradas. Sólo se toma un par de segundos para que un niño caiga en una piscina y se ahogue.
- Corrientes de agua agresivas;
- Común en las comunidades calientes;
- Incapacidad de nadar.

Signos y síntomas

- Dificultad para respirar;
- No respira;
- Agua que sale de la boca y la nariz;
- Azulada de la piel;
- Pérdida del conocimiento;
- No hay señales de vida.

How It Happens

- Water gets into lungs.
- Person is unable to breathe Oxygen. The heart continues to pump un-oxygenated blood to the body, but eventually no oxygen will be available for the organs.
- Salt water and pool water causes heavy damage to the lungs.
- Oxygen doesn't get to brain;
- The person loses consciousness and will eventually go into cardiac arrest.

What to Do

- Pull the person from the water.
- Start CPR if indicated.
- Call 9-1-1.

When to Call 9-1-1

- ANY drowning/near-drowning;
- Unable to pull victim from water;
- Unconsciousness;
- Unresponsiveness;
- Difficulty breathing;
- Excessive coughing;
- Not acting normally;
- When in doubt, call 9-1-1!

Cómo sucede

- Agua entra en los pulmones.
- La persona es incapaz de respirar oxígeno. El corazón sigue bombeando la sangre no oxigenada al cuerpo, pero eventualmente el oxígeno no estará disponible para los órganos.
- El agua salada y el agua de piscina causan daños serios a los pulmones.
- No llega oxígeno al cerebro;
- La persona pierde la conciencia y eventualmente entrará en paro cardíaco.

Lo que debe hacer

- Retire a la persona del agua.
- Comience RCP si está indicado.
- Llame al 9-1-1.

Cuándo llamar al 9-1-1

- Cualquier ahogamiento/casi ahogamiento;
- No se puede retirar la víctima del agua;
- Pérdida del conocimiento;
- Falta de respuesta;
- Dificultad para respirar;
- Tos excesiva;
- No actuar normalmente;
- En caso de duda, ¡llame al 9-1-1!

Section 13: Heart Attack-Know your ABC's

Know your ABC's

A=Airway

• Open the Airway – Tilt the head back and life the chin to open airway.
• If the patient is suspected to be a trauma victim, they may have a neck injury. It is advised to only pull chin forward to open airway.

B=Breathing

• Check for breathing by looking for the chest to rise and fall. Listen for air exchange and feel for air movement.
• If no breathing is found, start CPR.
• If breathing is found, place the patient on their back with head turned to keep airway open.
• Note the breathing pattern.
• Is it faster than normal?
• Is it irregular?
• Are there occasional "gasps" for air (also called agonal respirations)? If so, this is not adequate. Start CPR immediately!

C=Circulation

• Blood is full of necessary oxygen and nutrients that every organ in the body constantly needs,
• Circulation is the body's ability to pump blood and get it to all of the organs of the body.
• Check for life threatening bleeding, including large quantities of blood loss.
• Stop the bleeding immediately by using direct pressure (use personal protection). Check for signs of poor circulation:
• Skin Color - Pale or Bluish;
• Skin Condition - Sweaty;
• Skin Temperature - Cool or Cold.

Sección 13: Infarto Cerebral
Infarto Cerebral

Vía aérea

• Abra la vía aérea - utilice la maniobra de Chin Lift Tilt de la cabeza
• Si se sospecha que el paciente puede ser una víctima de trauma, puede tener una lesión en el cuello. Se recomienda usar la maniobra de empuje mandibular.

Respiración

• Compruebe que hay respiración observando si el pecho sube y baja. Escuche si hay intercambio de aire y movimiento de aire.
• Si no se encuentra respiración, comience RCP.
• Si se encuentra la respiración, coloque al paciente en posición de recuperación HAINES.
• Tenga en cuenta el patrón de respiración.
• ¿Es más rápido de lo normal?
• ¿Es irregular?
• ¿Hay ocasionales "suspiros" de aire (también llamado respiración agónica)? Si es así, esto no es suficiente. ¡Comience RCP inmediatamente!

Circulación

• La sangre contiene oxígeno y nutrientes que cada órgano en el cuerpo necesita constantemente.
• La circulación es la capacidad del cuerpo para bombear la sangre y llevarla a todos los órganos del cuerpo.
• Busque si hay hemorragia que amenaza la vida, incluyendo grandes cantidades de pérdida de sangre.
• Detenga el sangrado inmediatamente aplicando presión directa (use de protección personal).
• Verifique si hay signos de mala circulación:
• Color - de la piel pálido o azulado;
• Condición de la piel - sudada;
• Temperatura de la piel - fresca o fría.

Heart Attacks

<u>Fact</u>
Heart Attacks are the Leading Cause of Preventable Death in the U.S.

<u>Prevention</u>
Generally speaking, they may be prevented through a healthy lifestyle (i.e. Diet and Exercise). There is a genetic pre-disposal for some people to have heart attacks over others.

<u>Definition</u>

• The heart itself needs blood just like other major organs of the body. The heart receives its own blood supply from the coronary arteries.
• A heart attack occurs when there is an interruption or insufficient blood flow to the coronary arteries supplying the heart tissue.
• A lack of blood flow leads to heart tissue damage or death.
• A Heart attack is also called a Myocardial Infarction. Myocardial = heart tissue Infarction = death or necrosis.

<u>Signs & Symptoms</u> (What to Look for)

• Chest pain and/or pressure (Sometimes described as "Elephant sitting on my chest.");
• Left arm pain;
• Pain radiating to jaw;
• Complaints of dizziness;
• Feelings of doom;
• Pale & sweaty;
• Trouble breathing.

Some people may have all of these symptoms, while others may have none! These symptoms may be "typical" but keep in mind everyone is different! It is important to get a medical history and ask if there is a history of heart disease in the family, is the patient a smoker, etc...

Ataques al corazón

Realidad
Ataques al corazón son la principal causa de muerte evitable en los Estados Unidos

Prevención
En general, pueden prevenirse a través de un estilo de vida saludable (dieta y ejercicio). Existe una pre-disposición genética en algunas personas de sufrir ataques al corazón más que en otros.

Definición
• El corazón necesita sangre al igual que otros órganos importantes del cuerpo. El corazón recibe su propio suministro de sangre de las arterias coronarias.
• Un ataque cardíaco se produce cuando hay una interrupción o flujo sanguíneo insuficiente a las arterias coronarias del tejido del corazón.
• Una falta de flujo sanguíneo produce daño al tejido cardíaco o la muerte.
• Un ataque cardíaco también se llama infarto de miocardio. Infarto de miocardio del tejido cardíaco = muerte o necrosis.

Signos y síntomas (que buscar)
• Dolor de pecho o presión, (descrito a veces como "Elefante sentado sobre mi pecho.";
• Dolor de brazo izquierdo;
• Dolor se irradia a la mandíbula;
• Quejas de mareo;
• Sentimientos de perdición ruina;
• Pálido y sudoroso;
• Dificultad para respirar.

¡Algunas personas pueden tener todos estos síntomas, mientras que otros pueden tener ninguno! ¡Estos síntomas pueden ser "típicos" pero mantenga en mente que cada persona es diferente! Es importante obtener un historial médico y preguntar si hay antecedentes de enfermedades del corazón en la familia, es fumador el paciente, etc....

How It Happens

• Something causes one (or more) of the coronary arteries to become blocked, and blood flow is stopped to a portion of the heart. The heart is deprived of Oxygen from lack of adequate blood flow.
• The heart muscle (myocardium) is damaged.
• The person can suffer permanent damage or even death.

What to Do

• Make the person feel as comfortable as possible;
• Call 9-1-1;
• If the person stops breathing, start CPR.

When to call 9-1-1
• When the person exhibits signs & symptoms of a heart attack;
• If you just are not sure, call 9-1-1;
• Always err on the side of caution.

Cómo sucede

- Algo provaca que una (o más) de las arterias coronarias se bloqueen, y se detiene el flujo sanquineo a una porcion del corazón.
- El corazón es privado de oxígeno por falta de flujo sanguíneo adecuado.
- Se daña el músculo cardíaco (miocardio).
- La persona puede sufrir un daño permanente o incluso la muerte.

Lo que debe hacer

- Haga que la persona se sienta tan cómoda como sea posible;
- Llame al 9-1-1;
- Si la persona deja de respirar, comience RCP;

Cuándo llamar al 9-1-1

- Cuando la persona presenta síntomas de un ataque al corazón;
- Si simplemente no está seguro, llame al 9-1-1;
- Siempre errar por el lado de la precaución.

Section 14: Stroke

Stroke

<u>Definition</u> Strokes are similar to heart attacks in that both conditions are a blood vessel disease. Strokes involve the sudden loss of Oxygen from inadequate blood flow to the brain tissue. They can be described as occlusive or hemorrhagic (a blockage or a bleed).

<u>Causes</u>

• Smoking & high blood pressure increase risk;
• Genetic factors play a role in risk.

<u>Prevention</u>

• Healthy lifestyle (i.e. healthy diet and exercise);
• Frequent physician checkups.

<u>Signs & Symptoms</u> (What to Look for)

• Slurred speech;
• Dizziness;
• Acts strange & unusual;
• Facial drooping;
• Inability to repeat a sentence;
• Inability to communicate appropriately.

Some people may have all of these symptoms, while others may have none! These symptoms may be "typical" remember, our bodies all act differently in certain situations!!!

Note: Transient Ischemic Attacks (TIA), described as a temporary stroke may mimic signs and symptoms of a stroke, but are caused primarily by a thinning of brain blood flow. They do however, increase the chances of the patient having a stroke in the future.

Sección 14: Derrame Cerebral

Derrame Cerebral

Definición
Derrames cerebrales son similares a ataques al corazón en que ambas condiciones son una enfermedad del vaso sanguíneo. Los derrames cerebrales implican la pérdida repentina de oxígeno del flujo sanguíneo inadecuado a los tejidos del cerebro. Pueden ser descritos como oclusiva o hemorrágica (una obstrucción o una hemorragia).

Causas

• Fumar y riesgo de aumento de la alta presión arterial;
• Los factores genéticos desempeñan un papel en el riesgo.

Prevención

• Estilo de vida saludable (es decir, dieta y ejercicio);
• Chequeos médicos frecuentes.

Signos y síntomas (que buscar)

• Trastornos del habla;
• Mareo;
• Actúa raro e inusual;
• Facial caída;
• Incapacidad para repetir una frase;
• Incapacidad de comunicarse adecuadamente.

¡Algunas personas pueden tener todos estos síntomas, mientras que otros no tienen ninguno! ¡Estos síntomas pueden ser "típicos"! ¡Recuerde, nuestros cuerpos todos actúan diferentemente en ciertas situaciones!

Nota: Ataques isquémicos transitorios (AIT), se describen como un movimiento temporal que puede simular signos y síntomas de un derrame cerebral, pero son causados principalmente por una reducción del flujo sanguíneo. Sin embargo, aumentan las posibilidades de que el paciente tenga un derrame cerebral en el futuro.

How It Happens

• A clot gets in the brain blocking blood flow to brain tissue, or a blood vessel breaks causing massive bleeding in the brain.
• Brain tissue loses Oxygen from decreased or no blood flow;
• The person suffers from signs & symptoms above.

What to Do

• Call 9-1-1;
• Place the person on their side so they don't choke on their saliva.

When to Call 9-1-1

• ASAP - could be permanent or temporary (TIA). You don't have the tools to determine this outside of the hospital, so call 9-1-1 quickly to get the patient treatment immediately!
• Take the person to The hospital quick.
• Best way is transportation via emergency medical personnel (ambulance).

THINK F.A.S.T.

Face— Ask the person to smile. Does one side of face droop?

Arm— Ask the person to raise both arms. Does one arm drift downward?

Speech— Ask the person to repeat a simple sentence (such as, "The sky is blue."). Is the speech slurred? Can the person repeat the sentence correctly?

Time— CALL 9-1-1 immediately if you see any signals of a stroke. Try to determine the time when signals first appeared. Note the time of onset of signals and report it to the call taker or EMS personnel when they arrive.

Cómo sucede

- Un coágulo en el cerebro bloquea el flujo de sangre al tejido cerebral, o un vaso sanguíneo se rompe causando sangrado masivo en el cerebro.
- El tejido cerebral pierde oxígeno por disminución o falta de flujo sanguíneo;
- La persona sufre de síntomas anteriores.

Lo que debe hacer

- Llame al 9-1-1;
- Coloque a la persona en su lado para que no se ahogue en su saliva.

Cuándo llamar al 9-1-1

- Cuanto antes – La AIT puede ser permanente o temporal. ¡No tiene las herramientas para determinar esto fuera del hospital, así que llame al 9-1-1 rápidamente para el tratamiento inmediato del paciente!
- Lleve a la persona al hospital rápidamente.
- La mejor manera de transporte es a través de ambulancia.

PARECE F.A.S.T.

Cara — Pídale a la persona sonreír. ¿Caer un lado de la cara?

Brazo — Pedirle a la persona que levante ambos brazos. ¿Un brazo de la deriva hacia abajo?

Discurso — Pedirle a la persona que repita una oración simple (tales como, "el cielo es azul."). ¿Es el discurso slurred? ¿Puede la persona repita la oración correctamente?

Tiempo, Llame al 9-1-1 inmediatamente si usted descubre cualquier señal de un derrame cerebral. Trate de determinar el tiempo de cuando las señales aparecieron por primera vez. Tenga en cuenta el tiempo de la aparición de señales y reporte al tomador de llamada o al personal de EMS cuando llegan.

Section 15: Respiratory Illness
Respiratory Illness

Definition

An impairment of respiratory function due to disease, infection, or other medical conditions.

Causes

- Smoking;
- May be genetic or spontaneous;
- Infection.

Prevention

- Exercise;
- Healthy lifestyle;
- May be controlled by medicine.

Signs & Symptoms (What to Look for)

- Trouble breathing;
- Pale or bluish appearance;
- Wheezing (generally found in asthma);
- Cough;
- Fever;
- Change in mentation (start getting confused);
- Some people may have all of these symptoms, while others may have none! These symptoms may be "typical" but our bodies can all act different. So be cautious!

How It Happens

- Person has trouble breathing;
- A decrease of Oxygen in the blood.
- If less oxygen is available in the blood stream, then the organs of the body suffocate.

Sección 15: Enfermedad respiratoria
Enfermedad respiratoria

Definición

Un deterioro de la función respiratoria debido a la enfermedad, infección u otras condiciones médicas.

Causas

- Hábito de fumar;
- Puede ser genética o espontáneo;
- Infección.

Prevención

- Ejercicio;
- Estilo de vida saludable;
- Puede ser controlada por la medicina.

Signos y síntomas (que buscar)

- Dificultad para respirar;
- Aspecto pálido o azulado;
- Sibilancias (generalmente se encuentra en el asma);
- Tos;
- Fiebre;
- Cambio en las facultades cognitivas (comienzo de confusión);
- ¡Algunas personas pueden tener todos estos síntomas, mientras que otros no tienen ninguno! Estos síntomas pueden ser "típicos" pero nuestros cuerpos pueden actuar diferentes. ¡Así que cuidado!

Cómo sucede

- La persona tiene dificultad para respirar;
- Una disminución de oxígeno en la sangre.
- Si hay menos oxígeno en el torrente sanguíneo los órganos del cuerpo se asfixian.

What to Do

- If Asthmatic, help the patient find his or her medicine (usually an inhaler);
- Call 9-1-1;
- Get information about the problem.
- Ask a lot of questions (if the patient can't talk because he or she can't breathe well, try to calm the patient instead);
- Report information to dispatchers or EMTs arriving on scene.

When to Call 9-1-1

- Severe trouble breathing;
- Person stops breathing;
- Person asks for help;
- High fever;
- Err on the side of caution and call when there is any doubt.

<u>Lo que debe hacer</u>

- Si es asmático, ayude al paciente a encontrar su medicina (generalmente un inhalador);
- Llame al 9-1-1;
- Obtenga información sobre el problema.
- Haga muchas preguntas (si el paciente no puede hablar porque él o ella no puede respirar bien, trate de calmar al paciente);
- Comparta la información a los despachadores o socorristas que lleguen a la escena.

<u>Cuándo llamar al 9-1-1</u>

- Hay severa dificultad para respirar;
- Lo persona deja de respirar;
- Lo persona pide ayuda;
- Fiebre alta;
- Pecar de cauteloso y llame cuando hay alguna duda.

Section 16: Diabetes

Diabetes

<u>Definition</u>

Diabetes is an endocrine disorder that affects a hormone in the body called insulin. Every cell in your body requires glucose to survive. Just like you and I need to eat throughout the day to keep our energy, the cells in our body need food (glucose) to perform their specific functions. Glucose is available in the bloodstream, but cannot enter the cells without the help of insulin. Think of insulin as the "key" that unlocks the cells' doors and allows glucose to enter.

<u>Two Different Types (I & II)</u>

• Type I: Usually diagnosed as a child or young adult. The body does not produce insulin. Without sufficient amounts of insulin, the cells are starved of necessary glucose.

• Type II: Either the body does not produce enough insulin or the cells ignore the produced insulin. Either way, there is a deficient amount of glucose that is available to the cells.

<u>Causes</u>

• Inactivity;
• Obesity;
• Genetic predisposition
• Native American, Hispanic, & other minorities are at a higher risk of developing Diabetes.
• Some women may develop Gestational Diabetes during pregnancy.

<u>Prevention</u>

• Maintain a healthy lifestyle;
• Lose excessive weight;
• Keep sugar intake to a reasonable limit;

Sección 16: Diabetes
Diabetes

Definición

La diabetes es un trastorno endocrino que afecta a una hormona en el cuerpo llamada insulina. Cada célula de su cuerpo requiere glucosa para sobrevivir. Al igual que usted y yo necesitamos comer durante todo el día para mantener nuestra energía, las células de nuestro cuerpo necesitan alimento (glucosa) para realizar sus funciones específicas. La Glucosa está presente en el torrente sanguíneo, pero no puede entrar en las células sin la ayuda de la insulina. Piense de la insulina como la "llave" que abre puertas de las células y permite que la glucosa entre.

Dos tipos (I y II)

• Tipo I: Generalmente diagnosticado cuando un niño o un adulto joven. El cuerpo no produce insulina. Sin una cantidad suficiente de insulina, las células son privadas de la glucosa necesaria.
• Tipo II: El cuerpo no produce suficiente insulina o las células ignoran la insulina producida. De cualquier manera, hay una deficiente cantidad de glucosa disponible para las células.

Causas

• Inactividad;
• Obesidad;
• Predisposición genética
• Americanos nativos, hispanos y otras minorías corren mayor riesgo de desarrollar Diabetes.
• Algunas mujeres pueden desarrollar Diabetes gestacional durante el embarazo.

Prevención

• Mantener un estilo de vida saludable;
• Perder el peso excesivo;
• Mantener el consumo de azúcar a un límite razonable;

Signs & Symptoms

High Blood Sugar (seen with a glucometer, or glucose meter)

• Frequent urination;
• Dehydration;
• Fruity odor;
• Lethargic;
• Thirsty (excessive thirst and a constant desire to drink more and more water);
• Increased respirations.

Low Blood Sugar (seen with a glucometer, or a glucose meter)

• Dizziness;
• Pale & sweaty;
• Unconscious;
• Acting abnormal and/or irritable.

Note: Some people may have all of these symptoms, while others may have none! These symptoms may be "typical" but our bodies all may act differently!

What to Do

• Ask the person about how he or she normally manages his diabetes.
• Look for Insulin which is a diabetic medication. The patient may take Insulin or other medicine for their condition.
• If the person is unresponsive, place in the Haines Recovery Position.

When to Call 9-1-1

• If unconscious;
• If the person requests help;
• If the person is acting abnormal;
• If you feel uncomfortable with the person's condition;
• If you are not sure then call 9-1-1!

Signos y síntomas

Alta azúcar en la sangre (se observa con un glucómetro o medidor de glucosa)

- Ganas frecuentes de orinar;
- Deshidratación;
- Olor afrutado;
- Letárgico;
- Sed (sed excesiva y un constante deseo de beber más agua);
- Aumento de respiraciones.

Baja azúcar en la sangre (se observa con un glucómetro, o un medidor de glucosa)

- Mareo;
- Pálido y sudoroso;
- Inconsciente;
- Actuar irritable o anormal.

Nota: ¡Algunas personas pueden tener todos estos síntomas, mientras que otros pueden tener ninguno! ¡Estos síntomas pueden ser "típicos" pero nuestros cuerpos pueden actuar de forma diferente!

Lo que debe hacer

- Pregúntele a la persona cómo él o ella maneja su diabetes normalmente.
- Busque la insulina que es un medicamento para diabético. El paciente puede tomar insulina u otro medicamento para su condición.
- Si la persona esta insensible, coloque en posición de recuperación Haines.

Cuándo llamar al 9-1-1

- Si inconsciente;
- Si la persona pide ayuda;
- Si la persona está actuando anormal;
- Si usted se siente incómodo con la condición de la persona;
- Si no está seguro entonces ¡llame al 9-1-1!

Section 17: Allergic Reactions

Allergic Reactions

<u>Definition</u>

- Extreme bodily reaction to foreign substance;
- Exposure to unknown allergen;
- Sometimes can occur spontaneously;
- Some people are allergic to medication;
- No known prevention except the avoidance of known allergic substances;
- Most people that have an allergy are allergic to bees or certain types of food.
- People may develop an allergy to a food or medication over time.

<u>Signs & Symptoms</u>
- Hives;
- Itching;
- Redness; Welts;
- Difficulty breathing (severe cases);
- High pitched sound when breathing (stridor) - also found in severe cases;
- Unconsciousness.

<u>How It Happens</u>

- The body overreacts to the introduction of a foreign substance.
- May proceed from mild to severe;
- In the most severe cases, the person will have shortness of breath and the airway can swell up. This is a life and death situation called Anaphylactic Shock.

<u>What to Do</u>
- Find out if the person has an Epi-Pen (a syringe containing a small dose of epinephrine specifically for allergic reactions). Some people that have severe allergies carry an Epi-Pen on hand at all times.
- Try to find out what might have caused the reaction.

<u>When to Call 9-1-1</u>
- Any reaction which appears to be rapidly progressing;
- Any reaction which causes a fever or intense pain;
- Difficulty breathing;
- When in doubt, call 9-1-1!

Sección 17: Reacciones alérgicas
Reacciones alérgicas

<u>Definición</u>
• Extrema reacción corporal a la sustancia extraña;
• Exposición al alergénico desconocido;
• A veces puede ocurrir espontáneamente;
• Algunas personas son alérgicas a la medicación;
• No hay prevención conocida excepto la evitación de sustancias alérgicas conocidas;
• La mayoría de las personas que tienen una alergia son alérgicas a las abejas o ciertos tipos de alimentos.
• Las personas pueden con el tiempo desarrollar una alergia a un alimento o medicamento.

<u>Signos y síntomas</u>
• Urticarias;
• Picazón;
• Verdugones;
• Dificultad para respirar (casos severos);
• Sonido respiratorio anormal, chillón (estridor) - también se encuentra en casos severos;
• Pérdida del conocimiento.

<u>Cómo sucede</u>

• El cuerpo reacciona exageradamente a la introducción de una sustancia extraña.
• Puede proceder de leve a severa;
• En los casos más graves, la persona tendrá dificultad para respirar y las vías respiratorias pueden hincharse. Esta es una situación de vida o muerte llamada Shock anafiláctico.

<u>Lo que debe hacer</u>
• Averiguar si la persona tiene un Epi-Pen (una jeringa que contiene una pequeña dosis de epinefrina para reacciones alérgicas). Algunas personas que tienen alergias severas llevan una Epi-Pen en mano en todo momento.
• Trate de averiguar qué pudo haber causado la reacción.

<u>Cuándo llamar al 9-1-1</u>
• Cualquier reacción que parece estar progresando rápidamente;
• Cualquier reacción que causa una fiebre o dolor intenso;
• Dificultad para respirar;
• En caso de duda, ¡llame al 9-1-1!

Section 18: Seizures

Seizures

Definition

• Uncontrolled electrical activity in the brain that may cause convulsions, minor physical signs, thought disturbances or a combination of problems.
• May be the result of head trauma, brain illness or dysfunction

Causes

• Trauma;
• Tumor;
• Hypoxia (lack of oxygen);
• Genetic Conditions;
• Poisoning;
• Infection;
• Brain electrical malfunctions.

Prevention

• Anti-Seizure medication;
• Surgical intervention.

Signs & Symptoms

• Anywhere from a blank stare to uncontrollable bodily motion;
• Dramatic, uncontrollable convulsions and shaking of the body;
• If the person is actively having a seizure, they will not be conscious.
• The patient has a high likelihood of biting his or her tongue from clenching the jaw.
• In cases of trauma seizures can be a result of brain injury.

How It Happens

• It can be the result of head trauma, genetic abnormality or brain dysfunction.
• Seizures are fairly common in children with a rapidly increasing fever (usually above 104 degrees Fahrenheit).

Artículo 18: las convulsiones
Convulsiones

Definición

- Actividad eléctrica incontrolada en el cerebro que puede causar convulsiones, signos físicos, alteraciones del pensamiento o una combinación de problemas.
- Puede ser el resultado de traumatismo, enfermedad del cerebro o disfunción

Causas
- Trauma;
- Tumor;
- Hipoxia (falta de oxígeno);
- Condiciones genéticas;
- Envenenamiento;
- Infección;
- Fallos eléctricos del cerebro.

Prevención

- Medicación contra las convulsiones;
- Intervención quirúrgica.

Signos y síntomas

- Desde una mirada en blanco al movimiento corporal incontrolable;
- Convulsiones incontrolables, dramáticas y la sacudida del cuerpo;
- Si la persona que activamente está teniendo una convulsión, no está consciente.
- El paciente tiene una alta probabilidad de morder su linguia, de apretar la mandíbula.
- En casos de trauma las convulsiones pueden ser consecuencia de lesión cerebral.

Cómo sucede

- Puede ser el resultado de traumatismo, anormalidad genética o disfunción cerebral.
- Las convulsiones son bastante comunes en niños con fiebre creciente (generalmente por encima de 104 ° f).

What to Do

- Do not force body parts to remain in position. This can cause injury!
- Place on soft ground or put pillows around the person.
- Protect the patient from injury, but don't try to stop the seizure. For example, don't hold down the hands and legs, but do move glass and other hazardous objects from the environment.
- DO NOT PLACE ANYTHING IN THEIR MOUTH! THEY MAY BITE DOWN AND BREAK TEETH! THESE BROKEN TEETH CAN FALL BACK INTO THE AIRWAY AND CAUSE MORE SIGNIFICANT RESPIRATORY PROBLEMS!
- Get information about the person if it is practical to do so.
- Is this normal for the patient? Do they have a seizure disorder?
- Do they take medicine?
- Did they take medicine today?
- How long have they been seizing?

When to Call 9-1-1

- Any unknown or unusual type of seizure activity;
- When family members request it;
- When in doubt, call 9-1-1.

Lo que debe hacer

- No force las partes del cuerpo a permanecer en posición. Esto puede causar lesiones.
- Colocar en un terreno blando o poner almohadas alrededor de la persona.
- Protege al paciente de lesiones, pero no trate de detener la convulsión. Por ejemplo, no la sostenga de las manos y las piernas, pero mover el vidrio y otros objetos peligrosos del ambiente.
- ¡NO COLOQUE NADA EN SU BOCA! ¡PUEDE MORDER Y ROMPER LOS ¡DIENTES! ESTOS DIENTES ROTOS PUEDEN CAER EN LAS VÍAS RESPIRATORIAS Y CAUSAR MÁS PROBLEMAS RESPIRATORIOS.
- Obtenga información acerca de la persona si es práctico hacerlo.
- ¿Esto es normal para el paciente? ¿Tiene un trastorno convulsivo?
- ¿Toma medicina?
- Tomó la medicina hoy en día?
- ¿Cuánto tiempo ha durado la convulsión?

Cuándo llamar al 9-1-1

- Cualquier tipo desconocido o inusual de actividad de convulsiva;
- Cuando miembros de la familia soliciten
- En caso de duda, llame al 9-1-1.

Section 19: Burns

Burns

<u>Definition</u>

• The burning of skin which may occur from chemical(s), a thermal heat source or from radiation.

<u>Prevention</u>

• Safely handle fire;
• Avoid fire if possible;
• Be aware of your surroundings especially when you are in or around a hazardous area;
• Be very careful when dealing with chemicals;
• Practice safe handling with all hazards.

<u>Causes</u>

• Thermal burns- Exposure to heat or fire;
• Chemical burns- From either strong acids or strong bases (both can be used in cleaning supplies).
• Radiation burns- Burns resulting from exposure to radiation (i.e. Medical imaging machines). The sun is a common source of radiation burns!

<u>Signs & Symptoms</u>

There are three major types of burns and they are classified based on the severity of the burn. The skin is composed of different layers. The outer portion of skin is called the EPIDERMIS. Below this is the DERMIS, and below the dermis is the SUBCUTANEOUS LAYER. This is important information to know since burns are fairly common injuries, and if you call 9-1-1, you can be an integral part of the EMS system by notifying the dispatchers about the severity of the burns.

Sección 19: Quemaduras
Quemaduras

Definición

• La quema de la piel que puede ocurrir de químicas, una fuente térmica de calor o radiación.

Prevención

• Manejar en forma segura el fuego;
• Evitar el fuego si es posible;
• Ser consciente de sus alrededores, especialmente cuando está en o alrededor de una zona de peligro;
• Tenga mucho cuidado cuando se trata con productos químicos;
• Practique el seguro manejo de todos los riesgos.

Causas

• Quemaduras termales-exposición al calor extremo o fuego;
• Quemaduras químicas-de ácidos fuertes o bases fuertes (ambos se pueden utilizar en productos de limpieza).
• Quemaduras por radiación-resultantes de la exposición a la radiación (es decir, máquinas médicas de la proyección de imagen). ¡El sol es una fuente común de quemaduras por radiación!

Signos y síntomas

Hay tres tipos principales de quemaduras y son clasificados basados en la severidad de la quemadura. La piel se compone de diferentes capas. La parte externa de la piel se llama LA EPIDERMIS. Debajo está LA DERMIS, y por debajo de la dermis es LA CAPA SUBCUTANEA. Se trata de información importante para saber ya que las quemaduras son lesiones bastante comunes, y si se llama al 9-1-1, puede ser usted una parte integral del sistema de servicios medicos de urgencia notificando a los despachadores sobre la gravedad de las quemaduras.

TYPES OF BURNS

1st Degree Burns

- Reddened skin at the burn site;
- 1st degree burns only affect the Superficial (epidermis) portion of skin;
- Mild Pain;
- A sunburn is classified as a 1st degree burn.

2nd Degree Burns

- Deeper involvement of skin layers (involving the dermis);
- May cause blisters;
- Greater surface area;
- Moderate to severe pain.

3rd Degree Burns

- Deepest tissue involvement (involving the subcutaneous layer);
- Blisters and charring of the skin, muscle (and sometimes bone) occurs.
- Usually cover a large portion of the body;
- Excruciating pain around burn site;
- Dead tissue (including skin & muscle);
- The burned tissue may be black in color.

TIPOS DE QUEMADURAS

Quemaduras de 1er grado

- Piel enrojecida en el sitio de la quemadura;
- Quemaduras de 1er grado solo afectan la parte superficial (epidermis) de la piel;
- Dolor leve;
- Una quemadura de sol se clasifica como una quemadura de grado 1.

Quemaduras de 2 º grado

- Implicación profunda de las capas de la piel (la dermis);
- Puede provocar ampollas;
- Mayor área de superficie;
- Dolor moderado a severo.

Quemaduras de 3er grado

- Implicación del tejido más profundo (la capa subcutánea);
- Ocurren ampollas y carbonización de la piel, de los músculos y a veces los huesos.
- Generalmente cubren una gran parte del cuerpo;
- Dolor insoportable en el sitio de la quemadura;
- Tejido muerto (incluyendo el músculo y piel);
- El tejido quemado puede ser de color negro.

What to Do

- Stop the burning process if it is safe to do so. If the person is on fire, try to put the fire out if it does not put you in danger.
- If it is a chemical injury, apply cool running water for at least 20 minutes.
- Don't touch a victim of electrocution;
- Shut off power if possible without compromising yourself;
- BE AWARE OF YOUR SURROUNDINGS!
- You do not want to get injured trying to help the person!

When to Call 9-1-1

- 3rd degree & bad 2nd degree burns;
- Breathing difficulty;
- Blackened skin;
- Severe pain of injured person;
- Burns to face or head;
- When in doubt, call 9-1-1!

Lo que debe hacer

- Detenga el proceso de quemadura si es seguro hacerlo. Si la persona está en llamas, intente apagar el fuego si no se pone en peligro usted.
- Si es una lesión química, aplique corriente de agua fría durante al menos 20 minutos.
- No toque a una víctima de electrocución;
- Apague la electricidad si es posible sin poner en peligro a sí mismo;
- ¡SER CONSCIENTE DE SUS ALREDEDORES!
- ¡No quiere ser herido tratando de ayudar a la persona!

Cuándo llamar al 9-1-1

- Quemaduras de 3er grado y de 2 ° grado si muy severa;
- Dificultad para respirar;
- Piel ennegrecida;
- La persona lesionada sufre dolor severo;
- Quemaduras en la cara o la cabeza;
- En caso de duda, llame al 9-1-1!

Section 20: First Aid Kit

First Aid Kit

Store-bought first aid kits are acceptable, but it really is a good idea to put together you own in order to meet the specific needs of yourself and those with you depending on the possible situation that it would be used for. For example, items needed in a first aid kit for a summer camping trip on the beach may vary greatly from items needed on a winter ski trip. Items may also vary depending on who the kit is for, including children, babies, those with special needs or medical conditions, etc.

Here is a standard list of suggested items for a general first aid kit. NOTE: THIS IS NOT MEDICAL ADVICE. CONSULT A PHYSICIAN PRIOR TO THE USE OF ANY MEDICATION OR TREATMENT INVOLVING THIS KIT:

- ✓ Plastic tub or duffle bag (Use a plastic tub with a lid, or a small duffle bag to keep your first aid supplies in. This way, there is plenty of room and it is portable.)

- ✓ Cell phone (Even if the cell phone is old and no longer has service, as long as it has a charged battery, it can still be used to call 911 in an emergency situation.)

- ✓ Emergency phone numbers (including contact information for your family doctor and pediatrician, local emergency services, emergency road service providers and the regional poison control center).

- ✓ Pen and paper for recording information

- ✓ Medical history forms for each family member

- ✓ Small, waterproof flashlight and extra batteries

Sección 20: Botiquín de primeros auxilios
Botiquín de primeros auxilios

Los botiquines de primeros auxilios comprados en la tienda son aceptables, pero es una buena idea acumular propios elementos necesarios para satisfacer las necesidades de usted y de las personas que lo acompañan y lo que se ocupe según la situación. Por ejemplo, elementos necesarios en un botiquín de primeros auxilios para un viaje de campamento de verano en la playa pueden variar grandemente de artículos necesarios en un viaje de esquí en invierno. Los artículos pueden variar dependiendo para quien son, incluyendo los niños, los bebés o las personas con necesidades especiales o condiciones médicas, etc.

Aquí está una lista estándar de artículos sugeridos para un botiquín general. NOTA: ESTE NO ES CONSEJO MÉDICO. CONSULTE A SU MÉDICO ANTES DEL USO DE CUALQUIER MEDICAMENTO O TRATAMIENTO QUE IMPLICA ESTE KIT:

- ✓ Tina de plástico o bolsa de viaje (use una tina de plástico con una tapa o un pequeño maletín para guardar sus primeros auxilios. Así, hay mucho espacio y es portátil.)
- ✓ Celular (incluso si el teléfono celular es viejo y ya no tiene servicio, siempre y cuando tenga una batería cargada, puede todavía ser utilizado para llamar al 9-1-1 en una situación de emergencia.)
- ✓ Números de teléfono de emergencia (incluyendo números de contacto de su médico de familia y pediatra, servicios locales de emergencia, proveedores de servicios de emergencia de carretera y el centro regional de control de envenenamientos).
- ✓ Lápiz y papel para anotar la información
- ✓ Formularios de historia clínica para cada miembro de la familia
- ✓ Pequeña, linterna impermeable y baterías extras

- ✓ Candles and matches, road flares

- ✓ Sunscreen and Aloe Vera gel

- ✓ Emergency space blanket (and a small children's blanket)

- ✓ First-aid instruction manual

- ✓ Activated charcoal (this is optional, use only if instructed by your poison control center)

- ✓ Anti-diarrhea medication and anti-motion sickness medication

- ✓ Over-the-counter oral antihistamine, such as diphenhydramine (Benadryl)

- ✓ Aspirin and non-aspirin pain relievers (never give aspirin to children)

- ✓ Over-the-counter hydrocortisone cream

- ✓ Personal medications that don't need refrigeration

- ✓ EpiPen (if prescribed)

- ✓ Syringe, medicine cup or spoon

- ✓ Antibiotic ointment

- ✓ Antiseptic solution or towelettes

- ✓ Bandages, including a roll of elastic wrap (Ace, Coban, others) and bandage strips (Band-Aid, Curade, others) in assorted sizes

- ✓ Instant cold packs and instant heat packs

- ✓ Cotton balls and cotton-tipped swabs

- ✓ Velas y cerillas, bengalas de carretera
- ✓ Filtro solar y gel de sábila
- ✓ Manta de emergencia de espacio (y manta para niños pequeños)
- ✓ Manual de instrucciones de primeros auxilios
- ✓ Carbón activado (esto es opcional, utilizar sólo si se indica por el centro de control de envenenamiento)
- ✓ Medicamentos antidiarreicos y medicamentos anti mareo
- ✓ Antihistamínico oral sin receta médica, como la difenhidramina (Benadryl)
- ✓ Aspirina y aspirina no analgésicas (nunca de aspirina a los niños)
- ✓ Crema de hidrocortisona sin receta
- ✓ Medicamentos personales que no necesitan refrigeración
- ✓ Epi-Pen (si prescrito)
- ✓ Jeringa, taza para medicina o cuchara
- ✓ Ungüento antibiótico
- ✓ Solución antiséptica o toallitas
- ✓ Vendas, incluyendo un rollo de vendaje elástico (Ace, Coban, otros) y tiras de vendaje (Band-Aid, Curade, otros) en varios tamaños
- ✓ Compresas frías instantáneas y paquetes inmediatos del calor
- ✓ Bolas de algodón y aplicadores con punta de algodón

- ✓ Disposable latex or synthetic gloves, at least two pair

- ✓ Duct tape and adhesive medical tape

- ✓ Gauze pads and roller gauze in assorted sizes

- ✓ Plastic bags for the disposal of contaminated materials

- ✓ Safety pins in assorted sizes, as well as scissors and tweezers

- ✓ Liquid soap and instant hand sanitizer

- ✓ Sterile eyewash, such as a saline solution, and a small cup with a lid

- ✓ An unopened water bottle

- ✓ Thermometer

- ✓ Triangular bandages

- ✓ Turkey baster or other bulb suction device for flushing out wounds

- ✓ Tampons and feminine napkins if necessary

- ✓ Honey packets or a juice box for diabetic situations, and a glucometer if necessary

- ✓ Vinegar, in a small bottle or individual packets to aid in marine life stings

- ✓ Check your first aid kit about every three months to ensure that nothing is expired or needs to be replaced, and also keep the kit out of reach of children.

- ✓ Guantes desechables de látex o guantes sintéticos, por lo menos dos pares
- ✓ Cinta adhesiva y cinta médica adhesiva
- ✓ Almohadillas de Gasa y rollos de gasa de varios tamaños
- ✓ Bolsas de plástico para la eliminación de materiales contaminados
- ✓ Alfileres de gancho en diferentes tamaños, así como tijeras y pinzas
- ✓ Jabón líquido y desinfectante de manos instantáneo
- ✓ Estéril lavaojos, como una solución salina y una pequeña taza con tapa
- ✓ Una botella de agua sin abrir
- ✓ Termómetro
- ✓ Vendas el triangular
- ✓ Jeringa para pavo u otro dispositivo de succión para el lavado de heridas
- ✓ Tampones y toallas femeninas si es necesario
- ✓ Toallitas de bebé y pañales si es necesario
- ✓ Paquetes de miel o una caja de jugo para situaciones de diabetes y un glucómetro si es necesario
- ✓ Vinagre, en una pequeña botella o paquetes individuales para ayudar en las picaduras de la vida marina
- ✓ Revise su botiquín de primeros auxilios cada tres meses para asegurarse de que nada está caducado o tiene que ser reemplazado y también mantenga el equipo fuera del alcance de los niños.

Summary for Basic First Aid

You can cut and paste and use the following for your TEACHER HANDBOOK or EMERGENCY PREPAREDNESS INFORMATION

CPR Review

- Make sure scene is safe.

- Use protective equipment (CPR mask, gloves, etc.)

- Check for level of responsiveness.

- Call 9-1-1 if necessary.

- Check for breathing for 5-10 seconds.

- Check for pulse for no longer than 10 seconds, if able.

- If no pulse, begin 30 chest compressions at a rate of 100 per minute.

- Open airway and give two rescue breaths. (Do this first for children, babies, and drowning victims.)

- Start with compressions first for cardiac arrest and breaths first for kids, babies, and drowning victims. Compressions only if not able to give breaths.

- Repeat as necessary, until help arrives, the victim wakes up, or until you are too tired to continue. Use AED if one is available.

- If pulse and breathing are present upon initial assessment, check for injuries and provide proper treatment

Sección 21: Resumen Reproducible y prueba
Resumen de primeros auxilios
Usted puede cortar y pegar y utilizar lo siguiente para su maestro manual o información de preparación de emergencia

Examen de RCP

- Asegúrese de que el lugar este seguro.

- Use equipo de protección (máscara del RCP, guantes, etc.)

- Compruebe a que nivel de capacidad reacciona.

- Llame al 9-1-1 si es necesario.

- Compruebe que hay respiración durante 5 a 10 segundos.

- Si lo es posible compruebe si tiene pulso durante no más de 10 segundos.

- Si no hay pulso, inicie 30 compresiones a un ritmo de 100 por minuto.

- Abra la vía aérea y de dos insuflaciones de rescate. (Haga esto primero para los niños, bebés y víctimas de ahogamiento).

- Comience primero con compresiones para infarto cardiaco y para niños, bebés y victimas de ahogamiento, de insuflaciones. Solamente si no ha podido dar insuflaciones.

- Repita según sea necesario, hasta que llegue ayuda, hasta que la víctima despierte, o hasta que usted esté demasiado cansado para continuar. Use el AED si está disponible.

- Si hay pulso y respiración en la evaluación inicial, revise si hay lesiones y proporcione el tratamiento adecuado.

Trauma

Control bleeding by applying direct pressure with something absorbent, such as a shirt or a towel. If organs such as intestines are exposed, place a clean cloth or dressing over the wound and soak with clean water or saline to keep the injury moist. Signs of shock are pale and sweaty, thirsty, fast heartbeat, unconsciousness, and excessive blood loss. If patient is going into shock, elevate feet and cover patient with a blanket to keep in body heat. Call 9-1-1.

Wrap amputated body parts in a cloth and place in plastic bag. Place bag in ice if available, and make sure the body part gets to the hospital with the patient.

Do not remove any objects punctured into the skin as this may cause further damage and cause more bleeding. Stabilize the object and seek medical care.

For possible broken, crushed, or dislocated bones, control bleeding if it is an open fracture and call 9-1-1. Place patient in a comfortable position. Do not attempt to splint the injury as this may cause further damage.

If the person has a possible neck or spinal cord injury and is breathing just fine, DO NOT move the patient at all. Encourage the patient to hold as still as possible and wait for the ambulance to arrive.

<u>Trauma</u>

Controle el sangrado aplicando presión directa con algo absorbente como una toalla o una camiseta. Si los órganos como los intestinos están expuestos, coloque un paño limpio o apósito sobre la herida y remoje con agua limpia o solución salina para mantener la herida húmeda. Signos de shock son palidez y sudoroso, sed, rápido latido del corazón, inconsciencia y pérdida de sangre excesiva. Si el paciente está entrando en shock, eleve los pies y cubra al paciente con una manta para mantener el cuerpo caliente. Llame al 9-1-1.

Envuelva las partes del cuerpo amputadas en un paño y ponga en una bolsa de plástico. Coloque la bolsa en hielo si está disponible y asegúrese de que la parte del cuerpo llegue al hospital con el paciente.

No quite objetos que estén perforando la piel ya que puede causar más daños y causar más sangrado. Estabilice el objeto y busque atención médica.

Para posibles huesos rotos, aplastados o dislocados, controle el sangrado si es una fractura abierta y llame al 9-1-1. Coloque al paciente en posición cómoda. No intente entablillar la lesión ya que puede causar más daño.

Si la persona tiene una posible lesión de cuello o de la médula espinal y está respirando bien, no mueva al paciente. Aconseje al paciente a que se mantenga quieto lo más posible hasta que llegue la ambulancia.

Dental Injuries

If someone gets a tooth knocked out, consider that he/she may have a head injury as well. Signs of possible head injury are blurred vision, loss of consciousness, confusion, improper pupil dilation, nausea and vomiting, and drowsiness. Do not rinse the tooth off and be sure not to touch the root. Place the tooth in milk, saline, or a sports drink and get the person to a dentist or hospital within one hour and the tooth can be placed back in. Do not leave the tooth dry or rinse it with water.

Eye Injuries

If a small, free floating object is in the eye, flush it out with clean water or saline solution. If a chemical (powdered or liquid) gets into the eye, even if it does not burn right away, flush it out for 20 minutes. If the eye is injured and/or looks distorted, such as a rip in the iris, place a bandage over the eye and hold it in place over the patient's eye with medical tape. Do not put pressure. If the object is large, such as a shard of metal, place a paper or plastic cup over the eye. Seek medical attention right away.

Bites and Stings

For bee stings, scrape away stinger with fingernail or credit card. Apply ice to the sting area. Look for signs of allergic reactions with all types of insects bites and stings, including scorpions and spider bites. For venomous snakes, keep whatever part was bit angled below the heart, and call 9-1-1. For non-venomous animal bites, including human bites, apply pressure to stop the bleeding and seek medical attention for assessment for rabies, other diseases, or infection.

Lesiones dentales

Si alguien tiene un diente noqueado, considere que también puede tener una lesión en la cabeza. Signos de una lesión en la cabeza son visión borrosa, pérdida de conciencia, confusión, dilatación incorrecta de la pupila, náuseas y vómitos y somnolencia. No enjuague el diente y asegúrese de no tocar la raíz. Coloque el diente en leche, solución salina, o una bebida deportiva y lleve a la persona a un dentista o hospital dentro de una hora si es posible que el diente pueda ser colocado. No deje que el diente se seque o enjuague con agua.

Lesiones en los ojos

Si un pequeño objeto flotante libre está en los ojos, enjuague con agua limpia o solución salina. Si un producto químico (en polvo o líquido) entra en el ojo, incluso si no se quema inmediatamente, enjuague durante 20 minutos. Si el ojo se lesiona o se ve distorsionado, como una rasgadura en el diafragma, coloque un vendaje sobre el ojo y mantenga en su lugar sobre el ojo del paciente con cinta médica adhesiva. No ejerza presión. Si el objeto es grande, como un fragmento de metal, coloque una taza plástica o de papel sobre el ojo. Busque atención médica de inmediato.

Mordeduras y picaduras

Para las picaduras de abeja, raspe el aguijón con una tarjeta de crédito. Aplique hielo en el área de la picadura. Busque signos de una reacción alérgica con todos los tipos de mordeduras de insectos y picaduras, como escorpiones y mordeduras de la araña. Para mordeduras de serpientes venenosas, mantenga la parte afectada en ángulo debajo del corazón y llame al 9-1-1. Para mordeduras de animales no venenosos, como las mordeduras humanas, aplique presión para parar el sangrado y busque atención médica para la evaluación de la rabia, otras enfermedades o infecciones.

Marine Life Bites and Stings

For marine life bites and stings, control bleeding with direct pressure. Remove any stingers or tentacles with a towel or gloved hand, rinse the area with salt water and apply a compress soaked with vinegar to stop the stinging. If this does not help, soak the area in hot water as heat neutralizes the venom. Ammonia and meat tenderizer can also be used. (Some people choose to urinate on the area because urine contains an amount of ammonia and is very warm.)

Poisoning/Overdose

Symptoms can be anything, depending on what the poisoning was from. Can be through ingestion, inhalation, absorption, or injection. If patient is having trouble breathing, is in a lot of pain, is critically ill or unconscious, call 9-1-1. Otherwise, call poison control and they can assist you. 1-800-222-1222.

Heat Emergencies

If a person is dizzy, has a headache, is nauseated and vomiting, or is acting abnormal, move to the shade or cool area, let the patient rest, give them some water or 50/50 water and Gatorade and see if they start to feel better. Heat stoke is when the patient is so dehydrated that he/she has stopped sweating. Seizures or unconsciousness may occur at this point. Call 9-1-1.

Picaduras y mordeduras de vida marina

Para las mordeduras y picaduras vida marina, controle el sangrado con presión directa. Elimine aguijones o tentáculos con una toalla o mano enguantada, enjuague el área con agua con sal y aplique una compresa empapada con vinagre para detener el ardor. Si esto no funciona, sumerja el área en agua caliente ya que el calor neutraliza el veneno. También puede utilizar amoníaco con ablandador de carne. (Algunas personas optan por orinar en la zona afectada porque la orina contiene una cantidad de amoníaco y está muy caliente).

Intoxicación, sobredosis

Los síntomas pueden ser variados, dependiendo de que fue la intoxicación. Puede ser por ingestión, inhalación, absorción o inyección. Si el paciente tiene dificultad para respirar, tiene mucho dolor, esta críticamente enfermo o inconsciente, llame al 9-1-1. De lo contrario, llame al control de venenos y le pueden ayudar. 1-800-222-1222.

Emergencias de calor

Si una persona esta mareada, tiene un dolor de cabeza, náuseas y vómitos o actúa anormal, mueva a la sombra o área fría, deje que el paciente repose, dele agua o 50/50 agua y Gatorade y observe si comienza a sentirse mejor. Golpe de calor es cuando el paciente está tan deshidratado que él o ella ha dejado de sudar. En este caso pueden ocurrir convulsiones o inconsciencia. Llame al 9-1-1.

Cold Emergencies

Blue skin and lips, decreased body temperature, acting abnormal, unconsciousness. Remove the patient from the water or snow. Dry the patient off, take off all of his/her clothes, and wrap in a warm, dry blanket. Call 9-1-1 and get the patient next to a heat source as quickly as possible.

Water Emergencies/Drowning

Begin CPR right away, starting with the breaths first. Call 9-1-1. If patient begins to vomit, roll him/her over to their side to prevent choking.

Heart Attack

Chest pain/pressure, left arm pain, nausea and vomiting, complaints of dizziness, pale and sweaty, feelings of doom and trouble breathing. Call 9-1-1. Place victim in comfortable position. Assist with the correct dose of prescribed medication if the patient gives consent. Start CPR if patient stops breathing.

Stroke

Slurred speech, dizziness, headache, blurred vision, acting unusual, facial drooping, cannot speak properly or smile, cannot place hands evenly in front of him/herself, or no symptoms at all. Call 9-1-1 and place person in recovery position. Start CPR if patient stops breathing.

Emergencias de frío

Azulada de piel y labios, temperatura corporal disminuida, acción anormal, pérdida del conocimiento. Retire al paciente del agua o la nieve. Seque al paciente, quítele toda la ropa y envuelva en una manta caliente y seca. Llame al 9-1-1 y mueva al paciente cercas de una fuente de calor tan rápidamente como sea posible.

Emergencias de agua /ahogamiento

Inicie la RCP inmediatamente, comenzando primero con las respiraciones. Llame al 9-1-1. Si el paciente comienza a vomitar, pónganlo en su lado para prevenir el ahogamiento.

Ataque al corazón

Dolor de pecho/presión, dolor de brazo, náuseas y vómitos, quejas de los vértigos, palidez y sudorosos, sentimientos de perdición y dificultad para respirar. Llame al 9-1-1. Ponga a la víctima en posición cómoda. Ayude con la correcta dosificación de la medicación prescrita si el paciente da su consentimiento. Comience RCP si el paciente deja de respirar.

Accidente cerebrovascular

Dificultad para hablar, mareos, dolor de cabeza, visión borrosa, actuando inusual, parálisis facial, no puede hablar o sonreír correctamente, no pone las manos uniformemente frente a sí mismo, o no tiene ningún síntoma. Llame al 9-1-1 y coloque a la persona en posición de recuperación. Comience RCP si el paciente deja de respirar.

Diabetes

High blood sugar: Acting abnormal (angry or irritated), dehydration, thirsty, increased respirations, lethargic, frequent urination. Low blood sugar: Dizziness, pale and sweaty, acting abnormal (acting drunk or confused), irritable, unconscious. Assist patient with his/her medication or other needs, call 9-1-1 if necessary, place in recovery position. A form of liquid sugar or juice is best to treat low blood sugar.

Allergic Reactions

Hives, itching, swelling and redness, welts, difficulty breathing, wheezing, itchy or scratchy throat or ear canal, nausea and vomiting, sneezing and coughing, unconsciousness. Call 9-1-1 if patient begins to have difficulty breathing. Assist with patient's Epi-Pen, if one is available.

Respiratory Illness

Trouble breathing, pale or blue appearance, wheezing and coughing, fever, acting unusual. Assist patient with his/her medication if available. If trouble breathing is severe, the person stops breathing, has a high fever, or can barely talk to you, call 911

Diabetes

La azúcar alta en la sangre: actúa anormal (enojado o irritado), deshidratación, sed, aumento de la respiración, orina frecuente, letargo. Baja azúcar en la sangre: mareos, pálido y sudoroso, actuar anormal (actuando borracho o confundido), irritable, inconsciente. Ayude al paciente con su medicación u otras necesidades, llame al 9-1-1 si es necesario, coloque en posición de recuperación. Una forma de azúcar líquida es mejor para tratar la hipoglucemia.

Reacciones alérgicas

Urticaria, comezón, hinchazón y enrojecimiento, ronchas, dificultad para respirar, sibilancias, irritación de la garganta o canal auditivo, náuseas y vómitos, estornudos y tos, pérdida del conocimiento. Llame al 9-1-1 si el paciente comienza a tener dificultad para respirar. Ayude al paciente con Epi-Pen, si está disponible.

Enfermedad respiratoria

Dificultad para respirar, aspecto pálido o azul, sibilancias y tos, fiebre, actuando inusual. Ayude al paciente con sus medicamentos si están disponibles. Si es grave la dificultad para respirar, si la persona deja de respirar, tiene una fiebre alta, o puede apenas hablar con usted, llame al 9-1-1.

Seizures

Anywhere from a blank and unresponsive stare, to violent shaking and convulsions of the body. Call 9-1-1 if it is not normal for the patient to be having a seizure. Clear the area from objects that may cause harm to the patient. Place a pillow or blanket under the patient's head to prevent injury. If patient vomits or his/her mouth fills with blood from biting their tongue, place turn head and clear their mouth of debris or blood to prevent choking. Do not place anything in the patient's mouth.

Burns

First degree burn: Top layer of skin, like a sunburn. Second degree burn: Down to the second layer of skin, causing blisters. Third degree burn: Charred, black skin, all the way down to the fatty layer of tissue. For first degree and mild second degree burns, treat this with cold water. For a third degree burn, do not put anything on the burn or touch it at all. Try to keep the patient calm and call 9-1-1 for severe second degree burns and third degree burns, and burns to the face and head, especially the eye area. For chemical burns, remove clothing from exposed area and run cold water over the area for at least 20 minutes. If burning persists or if in doubt, call 9-1-1.

Convulsiones

Desde una mirada en blanco y no responde, hasta sacudidas violentas y convulsiones del cuerpo. Llame al 9-1-1 si no es normal que el paciente tenga una convulsión. Limpie el área de los objetos que puedan causar daño al paciente. Coloque una almohada o una manta baja la cabeza del paciente para evitar lesiones. Si el paciente vomita o su boca se llena de sangre por morder su lengua, coloque en posición de recuperación para evitar asfixia. No coloque nada en la boca del paciente.

Quemaduras

Quemadura de primer grado: la capa superior de la piel, como quemadura de sol. Quemadura de segundo grado: quemadura de la segunda capa de la piel, causando ampollas. Quemadura de tercer grado: tejido carbonizado, piel negra hasta la capa de tejido grasoso. Para quemaduras de primer grado y quemaduras leves de segundo, trate estas con agua fría. Para una quemadura de tercer grado, no ponga nada en la quemadura ni la toque en absoluto. Trate de mantener al paciente calmado y llame al 9-1-1 para quemaduras severas de segundo grado, quemaduras de tercer grado y quemaduras en la cara y la cabeza especialmente en la zona de los ojos. Para quemaduras químicas, quité la ropa de la área expuesta y deje correr agua fría sobre el área por lo menos 20 minutos. Si el ardor persiste o en caso de duda, llame al 9-1-1

FIRST AID TEST - Test consists of 15 questions

NAME: _____ Date: _____

Question № 1
Anaphylaxis is defined as:
Select right answer
- A. A piece of plastic.
- B. A type of indigestion medication
- C. A mild heart attack.
- D. A severe allergic reaction.

Question № 2
An abrasion is best described as:
Select right answer
- A. A shaving off of skin.
- B. The process whereby blood coagulates.
- C. A type of dental mechanism.
- D. A type of glue used to put skin back together.

Question № 3
You are out for a hike with one of your friends when you notice that she has been stung by a bee. Your friend has a severe allergy and carries an Epi-Pen with her. You should:

Select right answer
- A. Suck the bee venom out of the wound.
- B. Pour water over the infected area.
- C. Remove the stinger with your fingernail or a credit card in a sweeping motion away from the skin area. And then assist the patient with the use of her Epi-Pen as directed by her physician.
- D. Leave your friend alone and go get help.

Nombre: _____ Fecha: _____

Pregunta 1
La anafilaxia se defina como:
Seleccione la respuesta correcta
- ○ A. Una pieza de plástico.
- ○ B. Un tipo de medicamento de indigestión
- ○ C. Un leve ataque al corazón.
- ○ D. Una reacción alérgica severa.

Pregunta 2
Una abrasión es mejor descrita como:
Seleccione la respuesta correcta
- ○ A. Un afeitado de la piel.
- ○ B. El proceso por el que la sangre coagula.
- ○ C. Un tipo de mecanismo dental.
- ○ D. Un tipo de pegamento usado para devolver a la piel.

Pregunta 3
Usted va en una caminata con una de sus amigas cuando nota que su amiga ha sido picada por una abeja. Su amiga tiene una alergia grave y lleva un Epi-Pen con ella. Usted debe:

Seleccione la respuesta correcta
- ○ A. Chupar el veneno de la abeja de la herida.
- ○ B. Eche agua sobre el área infectada.
- ○ C. Extraiga el aguijón con la uña o una tarjeta de crédito en un movimiento de barrido en la zona del piquete. Y luego ayude al paciente con el uso de su Epi-Pen como lo indique su médico.
- ○ D. Deja a tu amiga sola e ir a buscar ayuda.

Question № 4
Which one of these symptoms is associated with a 3rd Degree Burn?
Select right answer
- o   A. Slightly reddened skin.
- o   B. Excessive bleeding.
- o   C. Blackened, charred skin.
- o   D. Frostbitten Skin.

Question № 5
You are speaking with a co-worker when she immediately becomes stiff, falls to the ground and begins to have a seizure, you should:
Select right answer
- A. Place your hand on the center of the chest and start CPR.
- B. Clear the area surrounding the patient from any hard or sharp objects to prevent further injury.
- C. Force them to hold still as this is the best way to protect from any injury.
- D. Smack them in the face in an attempt to wake them up from seizing.

Question № 6
Name two circumstances where you might call 9-1-1 for someone who is having signs and symptoms of heat stroke:
Choose one answer.
Select right answer
- A. Shivering and toe pain.
- B. Acting unusual and Unconscious.
- C. Sweating and mild thirst.
- D. Laughing and joking.

Pregunta 4

¿Cuál de estos síntomas se asocia con una quemadura de 3er grado?

Seleccione la respuesta correcta

- A. Piel ligeramente enrojecida.
- B. Sangrado excesivo.
- C. Piel ennegrecida y carbonizada.
- D. Piel congelada.

Pregunta 5

Usted está hablando con una compañera de trabajo cuando ella inmediatamente se convierte en rígido, cae al suelo y comienza a tener una convulsión, usted debe:

Seleccione la respuesta correcta

- A. Coloque su mano en el centro del pecho y comience RCP.
- B. Limpie la zona que rodea al paciente de objetos duros o afilados para evitar lesiones futuras.
- C. Les obligan a mantener quietos ya que es la mejor manera de proteger de cualquier daño.
- D. De un golpe en la cara en un intento de despertar al paciente de la convulsión.

Pregunta 6

Nombre dos circunstancias donde podría llamar 9-1-1 para alguien que tiene signos y síntomas de golpe de calor:

Seleccione la respuesta correcta

- A. Escalofríos y dolor en el dedo del pie.
- B. Actuando inusual e inconsciente.
- C. Sudoración y sed leve.
- D. Riendo y bromeando.

Question № 7
Two signs of heart attack are:
Select right answer
- A. Slurred speech and headache.
- B. Uncontrollable laughter and arm pain.
- C. Eye pain and paralysis.
- D. Chest pain and nausea.

Question № 8
What is the PRIMARY difference between a stroke and a TIA?
Select right answer
- A. TIAs are temporary, while strokes can be permanent.
- B. Strokes represent how a golfer swings while TIAs happen in baseball.
- C. Strokes can involve slurred speech whereas TIAs do not.
- D. TIAs are caused by sleeping too much, while strokes are due to not sleeping enough.

Question № 9
You are driving on a cold/snowy day down the road when you notice someone lying in a mud-puddle. You have already determined that the person is acting abnormally and have called 9-1-1. The next step you should take is:
Select right answer
- A. Remove them from the area, move them to a stable environment, and take off the person's wet clothes as soon as possible.
- B. Place blankets over the person to keep them warm.
- C. Keep them in the area and remove the wet clothes.
- D. Don't move them as you may further aggravate their condition.

Pregunta 7

- o A. Dificultad para hablar y dolor de cabeza.
- o B. Dolor del brazo y risa incontrolable.
- o C. Parálisis y dolor en los ojos.
- o D. Dolor en el pecho y náuseas.

Pregunta 8

¿Cuál es la principal diferencia entre un derrame cerebral y una AIT?

Seleccione la respuesta correcta

- A. Los AIT son temporales, mientras que derrame cerebral pueden ser permanentes.
- B. Derrames cerebrales representan cómo un golfista hace swing mientras que AITs suceden en el béisbol.
- C. Derrames cerebrales pueden implicar trastornos del habla mientras que AIT no.
- D. AITs son causadas por dormir demasiado, mientras que los Derrames cerebrales son por no dormir lo suficiente.

Pregunta 9

Conduces en un día frío/nevado por el camino cuando notas que alguien esta acostado en un charco de lodo. Ya han determinado que la persona está actuando anormalmente y han llamado 9-1-1. El siguiente paso que debe tomar es:

Seleccione la respuesta correcta

- A. Retire de la zona, muévala a un lugar estable y quítele la ropa mojada de tan pronto como sea posible.
- B. Ponga mantas sobre la persona para mantener el calor.
- C. Mantenga en la zona y quite la ropa mojada.
- D. No los mueva que más pueden agravar su condición.

Question № 10

Which of the following statements regarding heart attacks is TRUE?

Select right answer

- A. They are the Leading Cause of Preventable Death in the U.S.
- B. The person often has a fruity odor associated with the condition.
- C. They occur only in men.
- D. It is contagious.

Question № 11

It is necessary to receive _____ prior to treating a conscious adult patient.

Select right answer

- A. Consent
- B. Money
- C. Treatment
- D. A phone call

Question № 12

Name the first and most critical step in preventing blood loss in the trauma patient.

Select right answer

- A. Applying direct pressure.
- B. Placing ice to the affected area.
- C. Placing a tourniquet above the affected area.
- D. Placing a tourniquet below the affected area

Pregunta 10

¿Cuál de las siguientes afirmaciones con respecto a ataques al corazón es verdadero?

Seleccione la respuesta correcta

- A. Son la principal causa de muerte evitable en los Estados Unidos
- B. La persona a menudo tiene un olor afrutado asociado a la condición.
- C. Ocurren sólo en los hombres.
- D. Es contagiosa.

Pregunta 11

Es necesario recibir ___ antes de tratar a un paciente adulto consciente.

Seleccione la respuesta correcta

- A. Consentimiento
- B. Dinero
- C. Tratamiento
- D. Una llamada telefónica

Pregunta 12

Nombre el primer y más importante paso en la prevención de la pérdida de sangre en el paciente de trauma.

Seleccione la respuesta correcta

- A. Aplicar presión directa.
- B. Colocar hielo en el área afectada.
- C. Colocar un torniquete por encima de la zona afectada.
- D. Colocar un torniquete por debajo de la zona afectada

Question № 13
Diabetes is a disease involving:
Select right answer
- A. Dry flaked scalp.
- B. The arm and leg.
- C. The regulation of blood sugar.
- D. The regulation of cholesterol.

Question № 14
The four types of poison are:
Select right answer
- A. Walking, Running, Jogging, and Skipping.
- B. Intrusion, Circumvention, Literation, and Creation.
- C. Injection, Ingestion, Absorption, and Inhalation.
- D. Stinging, Breathing, Cutting, and Prodding.

Question № 15
You are assisting an adult female who states she has asthma, but is too weak to find her medication. You should...
Select right answer
- A. Immediately call 9-1-1.
- B. Go get her inhaler so that she may provide herself with a treatment.
- C. Lay her face down on the couch to catch her breath.
- D. Let her dog outside, as this condition is most likely caused by an allergy to pets.

Pregunta 13

La diabetes es una enfermedad que implica:

Seleccione la respuesta correcta

- ○ A. Cuero cabelludo, seco, desmigado.
- ○ B. El brazo y la pierna.
- ○ C. La regulación de azúcar en la sangre.
- ○ D. La regulación del colesterol.

Pregunta 14

Los cuatro tipos de veneno son:

Seleccione la respuesta correcta

- ○ A. Caminando, corriendo, haciendo jogging y saltando.
- ○ B. Intrusión, elusión, aliteración y creación.
- ○ C. Inyección, ingestión, absorción y la inhalación.
- ○ D. Picadura, respiración, cortar y empuje.

Pregunta 15

Está ayudando a una hembra adulta que ella tiene asma, pero es demasiado débil para encontrar su medicamento. Usted debe...

Seleccione la respuesta correcta

- ○ A. llame al 9-1-1. inmediatamente
- ○ B. Ir a buscar su inhalador para que ella misma pueda proporcionar un tratamiento.
- ○ C. Ponga boca abajo en el sofá para coger que pueda respirar.
- ○ D. Deje que su perro salga afuera, ya que esta condición es probablemente causada por una alergia a los animales domésticos.

Answers to TEST:

1) D
2) A
3) C
4) C
5) B
6) B
7) D
8) A
9) D
10) A
11) A
12) A
13) C
14) C
15) B

Final Score_____

Respuestas a la Prueba:

1) D
2) A
3) C
4) C
5) B
6) B
7) D
8) A
9) D
10) A
11) A
12) A
13) C
14) C
15) B

Puntación Final _____

SOURCES:

Association of Poison Control
Centers' National Poison Data System (NPDS): 26th Annual Report,
http://www.aapcc.org/dnn/NPDSPoisonData/AnnualReports/tabid/125/Default.
aspx.
Accessed September 2015.

American Diabetes Association. *2007 National Diabetes Fact Sheet*,
http://www.diabetes.org/.
Accessed September 2015.

American Lung Association. *About Asthma*,
http://www.lungusa.org/lung-disease/asthma/about-asthma/
Accessed September 2015.

American Heart Association. *CPR Facts and Stats*,
http://www.americanheart.org/presenter.jhtml?identifier=3034352
Accessed September 2015.

American Red Cross First Aid Application
https://itunes.apple.com/US/app/first-aid-by-american-red-cross/id529160691?mt=8
Accessed September 2015.

Asthma and Allergy Foundation of American: *Asthma Overview*,
http://www.aafa.org/display.cfm?id=8&cont=8
Accessed September 2015.

Centers for Disease Control and Prevention. *Winter Weather FAQs*,
http://www.bt.cdc.gov/disasters/winter/faq.asp
Accessed September 2015.

Epilepsy Foundation. *Epilepsy and Seizure Statistics*,
http://www.epilepsyfoundation.org/about/statistics.cfm
Accessed September 2015.

Home Safety Council. *Poison Prevention Tips*,
http://homesafetycouncil.org/SafetyGuide/sg_poison_w001.asp
Accessed September 2015.

FUENTES:

Asociación de Control de envenenamiento
Nacional del veneno datos sistema (NPDS centro): 26 informe anual,
http://www.aapcc.org/dnn/NPDSPoisonData/AnnualReports/tabid/125/Default.aspx.
Acceso de septiembre de 2015.

Asociación de Diabetes Americana. *2007 nacional Diabetes hoja de datos,*
http://www.diabetes.org/.
Acceso de septiembre de 2015.

American Lung Association. *Sobre el asma,*
http://www.lungusa.org/Lung-Disease/Asthma/About-Asthma/
Acceso de septiembre de 2015.

Asociación Americana del corazón. *RCP hechos y estadísticas,*
http://www.americanheart.org/presenter.jhtml?identifier=3034352
Acceso de septiembre de 2015.

Aplicación de primeros auxilios Cruz Roja
https://iTunes.Apple.com/us/app/First-Aid-by-American-Red-Cross/id529160691?Mt=8
Acceso de septiembre de 2015.

Asma y alergia la Fundación del americano: *Resumen de asma,*
http://www.AAFA.org/display.cfm?ID=8&cont=8
Acceso de septiembre de 2015.

Centros para el Control y la prevención. *Preguntas frecuentes de clima invernal,*
http://www.BT.cdc.gov/Disasters/Winter/FAQ.Asp
Acceso de septiembre de 2015.

Fundación de la epilepsia. *Estadísticas de convulsiones y epilepsia*
http://www.epilepsyfoundation.org/about/Statistics.cfm
Acceso de septiembre de 2015.

Inicio el Consejo de seguridad. *Consejos de prevención, del veneno*
http://homesafetycouncil.org/SafetyGuide/sg_poison_w001.asp
Acceso de septiembre de 2015.

MayoClinic.com. *Hypothermia: Risk Factors,*
http://www.mayoclinic.com/health/hypothermia/DS00333/DSECTION=risk-factors
Accessed September 2015.

MedlinePlus. *Hypothermia,*
http://www.nlm.nih.gov/medlineplus/hypothermia.html.
Accessed September 2015.

National Safety Council. *Highlights from Injury Facts, 2009 Edition,*
http://www.nsc.org/news_resources/injury_and_death_statistics/Pages/HighlightsFromInjuryFacts.aspx
Accessed September 2015.

MayClinic.com. *hipotermia: factores de riesgo*
http://www.mayoclinic.com/health/hypothermia/DS00333/DSECTION=risk-factors
Acceso de septiembre de 2015.

MedlinePlus. *Hipotermia,*
http://www.nlm.nih.gov/medlineplus/hypothermia.html.
Acceso de septiembre de 2015.

Consejo Nacional de seguridad. *Lo más destacado de lesiones hechos, edición 2009,*
http://www.NSC.org/news_resources/injury_and_death_statistics/pages/HighlightsFromInjuryFacts.aspx
Acceso de septiembre de 2015

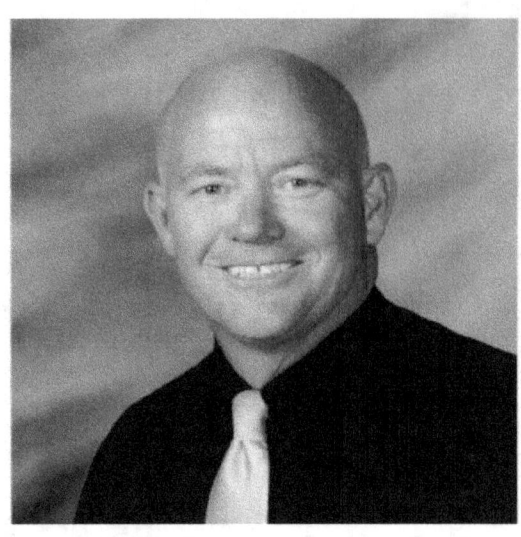

ABOUT THE AUTHOR

Douglas Hall has been a classroom teacher for eleven years and a School Administrator for over twenty-four years. His entire career has been in the Public School System where he was directly responsible for before and after school programs, K-12 summer school, and working with Community and Nonprofit organizations. He also worked for 7 years as an Emergency Room Technician II and an EKG Technician. He has been Basic and Advanced First -Aid as well as CPR certified throughout his career. He has also been a Boy's & Girls' Club Associate Board Member, a School Board Member, and currently teaches at the University level.

Mr. Hall earned a B.A. in both Biology and Psychology from The University of California, Riverside. He also earned his Master's in Educational Administration from National University.

SOBRE EL AUTOR

Douglas Hall ha sido maestro por once años y administrador de escuelas por mas de veinticuatro años. Toda su carrera ha estado en el sistema escolar público donde fue el responsable directo de antes y después de la escuela, K-12 la escuela de verano, y el trabajo con organizaciones sin fines de lucro y la Comunidad. También trabajó durante 7 años como una Sala de Emergencia Técnico II y un técnico de EKG. Ha sido básico y avanzado Primera -Ayuda, así como la certificación de CPR en toda su carrera. También ha sido un muchacho de la Junta y Miembro del Club Asociado de las niñas, un miembro del consejo escolar, y actualmente enseña a nivel universitario.

El Senor Hall obtuvo una licenciatura en biología y psicología de la Universidad de California, Riverside. También obtuvo su maestría en educación y administración educativa de National University.